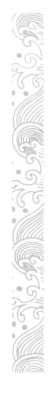

京派洪氏小儿推拿

主编

邱丽漪

张鸿雁 李巧莲

U0273253

中国中医药出版社

·北 京·

图书在版编目（CIP）数据

京派洪氏小儿推拿 / 邱丽漪，张鸿雁，李巧莲主编
. —北京：中国中医药出版社，2020.1
ISBN 978 – 7 – 5132 – 5817 – 3

Ⅰ.①京… Ⅱ.①邱… ②张… ③李… Ⅲ.①小儿疾
病—推拿 Ⅳ.① R244.15

中国版本图书馆 CIP 数据核字（2019）第 228227 号

中国中医药出版社出版

北京经济技术开发区科创十三街 31 号院二区 8 号楼
邮政编码　100176
传真　010-64405750
赵县文教彩印厂印刷
各地新华书店经销

开本 787×1092　1/16　印张 13.75　字数 243 千字
2020 年 1 月第 1 版　2020 年 1 月第 1 次印刷
书号　ISBN 978 – 7 – 5132 – 5817 – 3

定价　98.00 元
网址　www.cptcm.com

社 长 热 线　010-64405720
购 书 热 线　010-89535836
维 权 打 假　010-64405753

微信服务号　zgzyycbs
微商城网址　https://kdt.im/LIdUGr
官 方 微 博　http://e.weibo.com/cptcm
天猫旗舰店网址　https://zgzyycbs.tmall.com

如有印装质量问题请与本社出版部联系（010-64405510）
版权专有　侵权必究

《京派洪氏小儿推拿》
顾问委员会

序言

　　在我国悠久的医学史中有众多流派，这些流派因不同的师承、实践形成了独特的理论和医技。流派之间的争鸣、渗透与融合，促进了学术发展和疗效提高。数千年的小儿推拿犹如繁星，闪烁着耀世光芒。京派洪氏小儿推拿拥有六十余年历史，一直闪烁着光芒。

　　洪老学滨前辈行医五十余年，获国务院政府特殊津贴；在小儿推拿理论和临床经验方面，为新人前行奠定了基础，是后学之楷模！洪老力求推陈出新，强调沟通任督，调和阴阳平衡，形成了独特的京派洪氏小儿推拿学术思想。洪老总结了一系列行之有效、见实见用的手法；临证之时将成人穴位与小儿特定穴相结合，丰富了儿科推拿的理论；创新使用快速分合法，于深层可活血化瘀，解痉止痛，于浅层可肃肺化痰，止咳平喘。洪老注重练功，创编"指功法"，习练后手法力度、柔和、持久和渗透上均有提高，疗效倍增。洪老总结出多种配穴方法，如人中穴配哑门穴治疗癫痫病等。手法治疗，按动结合治疗五迟、五软、五硬等病，尤以神经损伤疾病为佳。

　　洪老发表过多篇学术论文，编写的《婴童按摩要术》完美体现出小儿推拿的精妙。在一次国际小儿脑性瘫痪会议上，洪老以中国传统技艺"镚锅镚碗"为例提出"小儿脑瘫无痊愈"，得到与会专家一致认可，将"持续存在"四个字写入2006年国际小儿脑性瘫痪英文版定义中。

洪老五十余年临证中，活婴无数，自成一派，传至当下，已有三代。现其亲传弟子及再传弟子以《婴童按摩要术》为基础，推陈出新，编写此书，分神经系统疾病、内科病、骨科病及其他疾病四大类，共计 49 种疾病，详述病因病机、治疗手法和注意事项等要点；诠释了京城洪氏小儿推拿流派的精髓；其科学性、实用性可赞！

　　祈盼刊印，以飨同道，造福华夏。

2019 年 11 月 11 日　于北京中医药大学

　　《京派洪氏小儿推拿》是在京派洪氏推拿创始人洪学滨老先生的著作《婴童按摩要术》的基础上改编而来。京派洪氏推拿有自己独特的学术思想，在长年的临床过程中不断被验证，《婴童按摩要术》指导了一批又一批的学生和临床工作者。洪老的弟子们不断继承创新，也不断地向其他各流派学习、借鉴，结合北京按摩医院门诊逐渐增多的病种，总结出很多新的治疗方法，综合大家的临床经验，经过多次集体讨论著成此书。此次重新编写洪老的著作一方面为了传承，另一方面也为了弘扬京派洪氏推拿的学术思想，与各医家交流临床经验，也为小儿推拿的推广贡献一份薄力。

邱丽漪

2019 年 11 月

目录

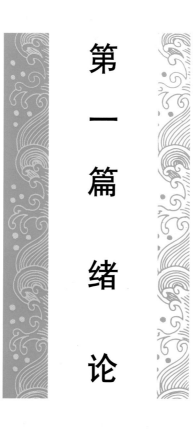

第一篇　绪论

第一节 京派洪氏小儿推拿简介

京派洪氏小儿推拿距今已有六十余年历史，创始人洪学滨主任医师，1936年出生于天津市，1957年在北京按摩医院参加工作至今，是北京按摩医院特色老专家之一，享受国务院政府特殊津贴待遇。五十余年来，洪老一直从事儿童疾病的临床、科研和教学工作，在中医手法治疗儿童的神经系统疾病，尤其是小儿脑性瘫痪方面积累了丰富的临床经验，创造了一套行之有效的中医手法。洪老于1990年在《中国医药学报》第一期发表的论文《推拿治疗100例小儿脑性瘫痪的临床研究》获得国际论文证书；著述出版了《婴童按摩要术》《婴童按摩图谱》；参与编写了《中国按摩全书》《按摩驻颜全书》《按摩治疗学》；曾在各报纸杂志发表过30多篇学术论文；多次到波兰、挪威等国家讲学，深受广大学员及国际友人的好评。洪老为中医手法的推广做出了巨大贡献。

洪老自1991年开始师带徒，京派洪氏小儿推拿现有三代继承人。第二代有张领弟、张鸿雁、史素杰、邱丽漪、李巧莲。张领弟擅长脑性瘫痪、斜颈等疾病，治愈斜颈患儿无数，受到广泛好评，已退休，目前返聘继续在临床奉献。邱丽漪、张鸿雁通过了中国残疾人联合会（简称中国残联）的批准，成为全国小儿推拿指导老师，在残联系统内从事师带徒带教学生。邱丽漪还是北京市中医管理局特聘"京津冀一体化"小儿推拿指导老师，她擅长推拿、针灸、中药、铍针等多种疗法综合运用，在内科病、神经科疾病、疑难杂症各方面都有丰富的临床经验。张鸿雁擅长骨科疾病和神经科疾病的诊治，对临床触诊有独到心得体会，已开始带教第三代京派洪氏推拿继承人高正文、孔安安；她还被聘为滨州医学院针灸推拿学副教授，临床带教研究生。李巧莲和史素杰目前都是技术骨干，在临床有突出表现。

第二节 京派洪氏小儿推拿学术思想

一、注重手法功力

洪老在长期的儿科疾病按摩治疗中，总结出一套较为独特的手法技巧。这种施术手法一反以往儿科按摩的有节律、高频率刺激的原则，而以用力适度、着力沉潜、稳中求准、柔和舒适为治疗原则，使得患儿易于接受。洪老强调一个按摩医生手上有无功夫是决定治疗效果的重要条件之一，为了能准确、有效地使用各种手法，就必须练习指功，强调手法是功力的累积，而不是耗散。这样才能做到"一旦临证，机触于外，巧生于内，手随心转，法从手出"。洪老在治疗疾病手法上也强调按动结合，可以达到事半功倍的疗效。

二、善于推陈出新

"继承不泥古，创新不离宗"，洪老一直强调要与时俱进，要干到老学到老。在继承传统治疗方法的同时，洪老在实践中不断寻求更加有效简捷的治疗方法。如治疗脑瘫患儿腘绳肌紧张，坐位及站位呈双下肢屈膝状的手法：

方法一：

患儿取俯卧位，医生一手握踝屈膝，另一手拇、食指指尖捏住半腱肌、半膜肌进行弹拨；医生将患肢置于一侧前臂上，另一手握住小腿后侧向下按压。

患儿取仰卧位，将患肢搭于医生一侧肩上，医生双手握住患侧膝部向下按压，再用掌根推内收肌。

方法二：

患儿取仰卧位，屈膝屈髋，医生一手扶膝，另一手握踝，将膝关节旋外；再旋内以牵拉内外侧副韧带；伸膝屈趾牵拉腘绳肌；将下肢抬起令足背屈，按揉半腱肌、半膜肌。这套手法运用了杠杆原理，比起生拉硬拽的操作方法既省时又省力。

通过多年的临床实践与观察，洪老在判断疾病预后方面也有个人的总结。对于脑瘫的儿童，仰卧位时将一侧下肢屈膝屈髋后，另一侧下肢仍能基本保持伸直位，则预示着将来能独立行走；对于臂丛神经损伤的儿童，手及前臂感觉好的一般预后也较好。

三、补泻迥异，综合作用

小儿病证，有虚有实。按摩手法，有补有泻。关于手法的补泻，传统多有"旋推为补""直推为泻"或"顺推为补""逆推为泻"之说等。我们认为，按摩中补泻原则的施用是多方面综合作用的结果（见表1）。

泻法：一般是指运用具有清解、温通作用的手法，并施以短时、快速、较强的刺激，或辅以性质偏凉或温热的介质综合作用的结果。

补法：一般是指运用具有较温和、性平作用的手法，并以连续的、较长时间的、较缓和的弱刺激，或辅以性质偏温或平的介质综合作用的结果。

表1 补泻简表

补泻手法的区别方面	泻法	补法
手法	清解、温通	温补、平和
手力	重、强刺激	轻、弱刺激
治时	短时、急速	长时、缓速
疗程	短	长
介质	凉、热（滑石粉、酒精等）	温、平（姜汁、麻油等）

临床上如单施直推法或旋推法，恐作用过轻，不易达到补泻的目的。如小儿遗尿，多是先天不足之证，用补肾益精之法，我们采用对骶部、督脉、肾俞等部位进行较持续，较缓和的擦、点或推法，一般治疗15分钟，经1～2个疗程的治疗可以痊愈（每疗程7天）；又如小儿高热，中医辨证多属外感风热，当用疏风清热之法。我们采用对颈椎及风府、风池、太阳等穴施行较强的提拿法，或蘸滑石粉、酒精推或点穴，一般治疗5～10分钟即可。患儿常可在10分钟后退

热。可见清解邪热作用是较为确切的。

四、整体取穴，重在督俞

按摩治疗应循经取穴，在相应腧穴上施以推摩按揉等手法。传统小儿按摩多重视在小儿手部取穴。小儿机体稚幼、形气未充，且治疗时多哭闹扭动不能配合。按现代生物全息理论分析，手是整体的一部分，能够反映周身气血盛衰的状况，且手臂易于裸露取穴，因此以手为中心的取穴方法既简便，又宜于对小儿治疗施用。但是由于手远离躯干、脏腑，在此部施术，其治疗效果必定是较弱的，因而很难保证确切的疗效。我们在实践中总结出"整体取穴、重在督俞"的原则。

整体观念是中医认识人体、诊察病证的重要原则。在按摩治疗中，不局限于某一局部，而着眼于整体，这是符合中医理论原则的。督脉为人体"诸阳之会"，是人体气血聚集的必经之地，阴阳升降的必由之路。在此经上取穴治疗，可更确切地起到疏通气血、调和阴阳的作用。

督脉两侧是脏腑精气运行的诸俞穴。俞穴与督脉由络脉相通，故刺激督脉可直接影响诸俞穴精气的盛衰，而调整相应脏腑的气血。临床治疗时，我们在刺激督脉的同时，亦重视对诸俞穴的直接刺激，这样不仅可使作用直达病变脏腑，还可对脾俞、肾俞进行刺激，调补先天后天之本而起到强壮机体、扶正祛邪的作用。

在一般内科病证的治疗中，洪老多以背部的督、俞诸穴为主，以腹部、四肢诸穴为辅。但四肢、颜面、颈肩等常是病痛表现的重要部位，所以对局部的治疗是重要的，也是必需的。如小儿脑性瘫痪，患儿主要病变是运动功能障碍，以肢体瘫软、僵直、颤动或协调障碍为主要临床表现。对此类患儿，洪老不是重推患肢，而是以对背部督、俞之穴和头部诸运动区（相应病变部位的表皮投影区）的刺激为主，辅以患肢局部的对症手法整复。应用这种取穴原则，洪老从 1961 年起治疗脑性瘫患儿近 500 例，取得较好的疗效。

五、温清有别，适情选法

寒热表示病变的性质。小儿病证由于其机体特点，或寒或热，在病性的表现中往往比较突出。辨清寒热，常是小儿病证诊断之关键；祛寒清热，也常是小儿病证治疗之根本。按摩治疗也必须遵循中医"寒者温之""热者清之"的治疗法则。我们常针对不同的病证采用相应的温清治法。

在按摩中，温清的施用可以从多方面体现。

1. 手法中温清有别：对于热证，当施以清法。在洪老常用的手法中，具有提拿作用的手法利于内热外达，具有推进作用的手法可促进血液循环，故可起清解邪热的作用，如推法、揪法、捏法、拿法等。对于寒证，当施以温法。具有摩擦作用的手法易于生热，具有按揉作用的手法易于聚热，故可起到温里散寒的作用，如擦法、搓法、按法、揉法等。

2. 施术上温清有别：临床施术中，温清的体现也有不同。一般施用清法时，多用快速、较重、爆发力的手法。施术取效常以皮肤发红、发紫等郁热外散之迹为标志；温法，则多用较为深沉、稳健、柔和的手法。施术后患儿常可有皮肤发热、受治部位深层发热或有热感循经运行的感觉。

3. 介质应用时温清有别：临床按摩时，适当选用介质可以借介质之性使按摩作用更好地得以体现。介质本身都具有一定的温、凉属性。如滑石性凉，蘸滑石粉推、拿易使邪热外达；葱、姜汁性辛温，蘸其汁擦、揉，可促使里寒外散。故临床上常据病情而选药配方作为介质，使疗效得到更好的发挥。

六、辨别病证，分步施则

"以整体观念为指导，以辨证论治为依据"一直是我们诊治小儿病证的关键。小儿病证有发病急、传变快的特点，我们诊治小儿病证时，坚持辨证论治，依就诊时的主症、证候选择治法，并随病证的变化而适时变换治则，以适应儿科病证瞬息万变的特征。

如对疳积外感的患儿，洪老根据其多是脾虚健运失常而致食积内滞、气虚于内、气滞于中，故皮毛失荣、卫外失司而易于外感的病机，采用辨证三步法。

第一步：患儿气虚为本，邪实为标，根据中医"急则治其标"的原则，采用祛散表寒、佐以扶正的治则，重在散寒祛邪。

第二步：如患儿表邪已解，则应以"消食化积、健脾强肾"为治则。重在祛内里之实邪，补益先天、后天之根本，是为补泻并重。

经此阶段的治疗，患儿多已欲进食，精神好转，故应以"补益脾胃、祛积和胃"为第三步的治则。此时里、外之邪均已尽解，而正气虚损渐渐突出，故以补益为重，但恐余邪复燃，仍应佐以祛积调胃之法。

洪老以此三步作为治疗小儿疳积的常规手法，临床取得较好的疗效。如对患儿不予细致辨证，不适时分型，凡疳积患儿皆施以捏脊治疗，则可见体质过虚而虚不受补，治后反生呕吐、发热等症；适逢外感，邪气过盛儿，若不先解其标，施治后疗效多不显著。

中医辨证论治的原则，在儿科按摩学领域中必须严格遵循，它是保持优异疗效的重要因素。

七、因体而异，治法详分

按摩治疗直接作用于患儿机体，因而患儿的机体状况是必须考虑的，视病辨证论治时，也必须考虑每个受治患儿的年龄、体质、受治能力以及疗效反应等。

如洪老在治疗脑性瘫痪患儿时，虽已有基本的辨证分型、分期论治的治疗法则，但针对每个患儿的具体情况，还应作手法的调整。年小、瘦弱儿常反应差，性格娇懦儿则配合差，所以取效不必求速。故洪老多重在腰背督俞穴给予持续、柔和的刺激，辅以周围部分穴位予以调整，一般用中等的或较弱的刺激。患儿受治起效时间稍慢，但一见效，则平稳、持久。随患儿体质的增强或逐渐适应，洪老再加强刺激。有的患儿体质尚好，且性格较刚强，治疗后可坚持在家长的携扶下进行顽强的锻炼，这种患儿受治效果常比较突出，具有较强的耐受力，故洪老多采用较强的刺激手法，顺背督俞穴常可着力叩打，对周围瘫软的肢体采用牵拉、按叩等手法整复，往往受治后恢复较快。

总之，对小儿进行按摩治疗，不仅要对其年龄、体质、性格等因素作充分的考虑，对其环境、饮食、情绪等因素亦应有所了解。如患儿哭闹常致肌肉僵直、气血充郁，患儿恐惧、紧张亦不能配合，都会影响按摩疗效。而患儿的居住环境、饮食状况等又与其体质、情绪关系尤为密切，都应引起重视。因而，作为儿科按摩医生，不可仅仅就病治病，而要注重在家长的配合下，给患儿营造一个温馨、舒适的环境，保持愉快、稳定的情绪，这对取得良好疗效也是非常重要的。

八、运用手法，深透柔和

经洪老治疗的患儿很少哭闹，起效也较快，这跟洪老的手法特点——深透柔和是密不可分的。

深透，主要是指洪老指功造诣很深，指到之处，力度能由轻到重逐渐渗透到穴位深处，既能让患儿感觉不到疼痛，还能起到治疗疾病的作用。柔和，是指手法应用时不重不滞，刚中有柔，柔中有刚，刚柔相济，手法的力度因人因病而异。对年小、瘦弱的患儿力度偏轻；对体壮、反应迟钝的儿童力度偏重。洪老认为，医生能通过双手体会病损处所需的力度、深度、频率，这是取得疗效的关键，用心指导双手施术是治疗的最高境界。正如《医宗金鉴》中所述："机触于外，巧生于内，手随心转，法从手出。"

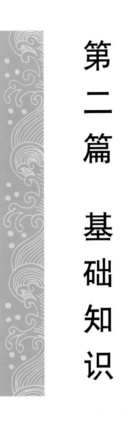
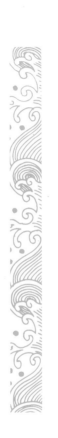

第二篇 基础知识

本篇包含学习推拿者必备的指功、常用小儿推拿手法及儿科常用穴位。指功练习很重要，初学者不可因急于求成而不注重功法练习，因为扎实的指功不仅能使手法效果更好，也是保护自己手指、手腕很好的方法。儿科推拿手法与成人推拿有些不同，更快速，更轻柔；鉴于小儿推拿穴位的特殊性，还有一些特殊手法。另外，洪老在长期临床实践中也总结出一些自己的特色手法，均在此篇与大家分享。儿科常用穴位除了十四经穴外，还有很多手上、身上的特定穴，其穴位也不拘泥于"点"，还可以是线和面，关于具体定位和应用也在此篇详细介绍。

第一节 指 功

洪老认为"指力是按摩的第一要务",只有指力达到了,局部穴位才能出现酸、麻、胀、痛等感觉,才能起到治疗的作用。手法功力到位了,患者也会觉得舒适。在长期临床实践中,洪老总结了一套特色指功练习法。

视频 2-1-1
指功

一、揉指

一手的中指和食指托住另一手的掌指或指间关节,拇指按揉此关节。依次按揉掌指关节、指间关节,力度以局部感觉酸痛为宜。双手交替操作。

二、动指

双手伸开呈扇形,五个手指从远端指关节主动屈伸。每一次屈伸要求用足力气。反复练习30秒。

三、劈指

双手十个手指极度用力分开。要求每个手指指间间隙尽可能增大,手指分开数秒后,自我能感觉到热度。反复操作数次。

四、弯指

双手呈扇形分开,十个手指相互交叉,翻转掌心向外,然后两手腕交替向前,以充分活动手指和手腕。反复操作数次。

五、搓指

双手伸开，五指并拢，先掌心相对互相搓摩，反复操作数次，以掌心和手指均发热为度；然后一手掌心放于另一手手背上来回搓摩，反复操作数次，以手背和手指均发热为度，双手交替进行。

六、甩腕

双上肢自然下垂于身体两侧，夹紧身体，屈曲双肘呈90°，腕部自然下垂，用力向左右方向甩腕。

七、抖腕

耸肩，双上肢自然下垂于身体两侧，夹紧身体，屈曲双肘，腕部自然下垂，通过反复耸肩带动手腕上下抖动，以充分活动腕部周围韧带。

八、鹰爪功

一手伸开如鹰爪状，五指末端屈曲着力于床面，以另一手大鱼际搓揉此手的背面，以局部有热感为宜。双手交替进行。

九、压指

压十指：双手五指伸直分开，着力于桌面，然后缓缓将身体的力量移于手指，支撑片刻，以自己能耐受为宜。

压拇指：双手大拇指伸直，其余四指屈曲，食指放于拇指指间关节后保护大拇指，大拇指压于桌面边缘，然后缓缓将身体的力量移于手指，支撑片刻，以自己能耐受为宜。

十、抓空

双脚分开与肩同宽，马步站立，双手交替出拳，出拳时仿佛推万斤重物，收拳时仿佛拉回千斤重物。反复数次，甚至全身发热。

第二节　常用手法

在长期的临床实践中，小儿按摩逐渐形成了以按、摩、掐、揉、推、运、搓、摇等为代表的小儿按摩基本手法。这些手法虽然在手法名称、操作方法、注意事项上与成人手法相似，但在手法刺激的强度、频率及操作步骤等方面与成人按摩手法均存在明显的差异。在手法的基本技术要求上，由于小儿脏腑娇嫩、生长发育较快、腠理疏松、神气怯弱、肌肤筋骨柔弱，因此小儿按摩手法要求必须做到轻快柔和、平稳着实。轻快柔和是指手法操作时力量较轻，频率较快，轻而不浮，重而不滞，刚中有柔，刚柔相济；平稳着实是指手法操作时作用力在一定时期内保持力量、节律、频率恒定，不可忽轻忽重，忽快忽慢，同时力达病所。

一、推法

【定义】医生以肢体某部位置于患儿一定部位上，向一个方向进行直线滑动的方法，称为推法。根据施行推法的部位，推法可分为指推法、掌推法、大鱼际推法、小鱼际推法等。根据施术方向还可分为直推、旋推。

【操作要领】医生施术时，要紧贴患儿的施术部位，动作要稳，速度均匀，力量适宜，防止用力过猛。

【施术部位】适用于头面、颈项、躯干、四肢等部位。

【主要功能】能增强肌肉兴奋性，促进血液循环，有解痉止痛、疏通气血的作用。

【临床体会】

1. 多用于治疗感冒、头痛、发烧、疳积、腹痛、小儿吐乳、面神经炎、咳嗽、胸闷及背部疼痛等证。

2. 施术力量要根据患儿的体质、年龄及施术部位肌肉的厚薄而定。如患儿俯卧，对其全身做推法，由颈到背、腰、臀部要逐渐加重力量；由臀至下肢则应依次减轻力量。

3. 施力要均匀、和缓。根据肌肉、骨骼的分布情况，灵活采用各种推法。如胸肋部，因其肌肉薄，可用大鱼际推法、小鱼际推法；腰部和背部用掌根推法。

4. 施力的方向：顺经推为补，逆经推为泻；向心推为补，离心推为泻。

5. 施术的速度：慢推可起到解痉止痛的作用；而快推可以起到活血散瘀的效果。

6. 因此法有疏通气血的作用，故在腹部做推法还可起到消食化积的作用。

二、揉法

【定义】医生以肢体某部位紧贴患儿一定部位的皮肤，进行环形移动的手法，称为揉法。根据施行揉法的部位，可分为指揉法、鱼际揉法、掌根揉法等。根据施术的形式又可分为波形揉法和交替揉法。

【操作要领】

1. 操作时，医生施术部位的皮肤与患儿受术部位的皮肤接触，不要移动位置。

2. 动作要柔和而有节律。

3. 频率约为每分钟 70 ～ 180 次。

【施术部位】适用于头面、颈项、躯干、四肢等部位。

【主要功能】揉法有兴奋肌群、提高反应、加强代谢、舒筋活络、温通气血、宽胸理气、消积导滞、活血化瘀、消肿止痛等作用。

【临床体会】

1. 多用于治疗腹痛、发热、泄泻、便秘、关节痛、各种扭伤、呕吐等病证。

2. 揉法分为轻、中、重三种。

轻度揉法刺激量小，常用于治疗内脏疾病，如腹痛、腹泻。

中度揉法，适用手外伤致肌腱、韧带损伤的整复。

重度揉法刺激量大，一般适用于各种类型的肌萎缩，如脑瘫、小儿麻痹后遗症以及佝偻病导致的肢体畸形等。

另外，从施术面积来看，又有小面积揉和大面积揉之分。前者牵动周围肌肉较少，作用面积局限，适用于颜面部的健美整容、斜颈整复等。后者施术范围较大，作用面积较大，故多用于较大面积的损伤，如僵直型脑瘫者的全身肌肉松解、痉挛型脑瘫者的内收肌群松解等。故此，在手法的选择上，要根据受术部位的特点及小儿的体征灵活选择使用。

3. 波形揉法，是指医生用掌根和多指在患儿受术部位做如波浪形的起伏动作。此法可用于治疗小儿疳积、便秘等消化系统方面的疾病。而交替揉法，是医生以双掌根在患儿背部交替按揉刺激其腧穴，用以治疗多种疾病，是平补脏腑、疏通气血的常用手法。

4. 施用各种揉法时，一定要深透，着力要实，要使力作用于皮下组织，不可只浮于表皮。施术时，不可使患儿的肢体悬动。按点揉时要相对固定，可在作用点、穴位固定的基础上对周围组织作旋转性牵拉，不可随意移动按揉的中心点。施力程度要视患儿肌肉的紧张度而定。肌肉紧张度高者，宜施缓力、稳力、沉力，不可用暴力、急力，以防止将肌肉拉伤；对肌肉过于松弛者，则施术时频率要高，用力可稍强。

5. 揉法还可与其他手法相配合，构成一系列混合手法，如拿揉法、拨揉法等，临床效果更佳。

三、拿法

【定义】医生以拇指与食指、中指，或用拇指与其余四指相对握住患儿肌肉并向上捏提的方法，称为拿法。一般可分为指拿法和多指拿法。

【操作要领】医生手指与施术部位保持位置相对不变，提起筋腱后稍停留再放开。操作时用手掌面用力，施力要稳而柔。

【施术部位】颈项、腰腹、肩及四肢等部位。

【主要功能】拿法有祛风散寒、开窍提神、活血化瘀、疏通经络、矫正畸形、剥离黏连、舒筋展肌、增强肌力等作用。此法对小儿麻痹后遗症或外伤造成的废用性肌萎缩有显著的增强肌力的作用。

【临床体会】

1. 多用于治疗头痛、腹痛、废用性肌萎缩、小儿麻痹、小儿脑瘫等病证。

2. 施术时，要注意手腕用力，施术要灵活，既要拿紧不滑，又切忌将受术部位拿得过死过紧，要依患儿的耐受力而定。施术时以拿至局部皮肤潮红为宜。

3. 施术时要注意顺肌肉走行提拿。如提拿腰骶部肌肉，要沿骶棘肌方向施术；提拿大腿前面肌肉，要顺股四头肌走行方向施术。

4. 此法常与其他手法配合使用，如多指拿揉等，有促进较深层组织的血液循环、代谢，促进炎性产物的吸收，调整深层肌群、协调运动等功效。

四、按法

【定义】医生以肢体某部位置于患儿一定部位上，逐渐用力下按（压）的方法，称为按法（压法）。按法与压法略有区别。一般来说，施术面积大、着力轻称为按法，而施术面积小、着力重称为压法。根据施行按法的部位，分为指按法、掌按法、掌根按法、肘按法等；根据施术性质，可分为连续压迫法和快速压迫法。

【操作要领】

1. 按压的手与受术部位的皮肤保持相对位置不变。

2. 力量要由轻到重，切忌暴力猛然下按，用力大小要根据病情和受术部位而定。

3. 按法施于胸腹部时，要随小儿呼吸起伏用力。

【施术部位】适用于头面、颈项、腰背、胸腹、四肢等部位。

【主要功能】按法（压法）有通经活络、活血止痛、放松肌肉、矫正畸形等作用。

【临床体会】

1. 多用于治疗各种痛证、感冒、发热、腓肠肌痉挛等病证。

2. 所谓连续压迫法，是指医生一手在受术部位按压 3～5 秒钟后抬起，换另一手沿经络、神经、肌肉、血管走行向前继续按压，如此反复交替的手法。此法是临床治疗中常用的手法之一。如从阴陵泉至三阴交做拇指连续按压，可起到调节脏腑功能、镇惊安神的作用。若下肢浮肿，在腿内侧进行向心性连续压迫法，可起到促进静脉回流、消肿止痛的作用。另外，沿神经走行及筋经走行做连续压迫法，可起到缓解疼痛的作用。

3. 从治疗范围来看，一般沿肋间神经、臂丛神经或经络走行按压，称小面积压迫法，并多用指压法，可起到点穴的作用；若对脊柱两侧、股四头肌周围等部位进行按压，多用掌压法或肘压法，称为大面积按压法。在治疗年长的肥胖儿时，医生还可以用身体协助着力进行按压。

4. 对较深组织的按压，有利于促进深层肌肉组织的血液循环，起到消炎散瘀的作用，多用于治疗各种剧烈的疼痛。

五、摩法

【定义】医生以掌面或食、中、无名指指腹附着于一定部位或穴位上，施术部位与受术部位相对移动，以腕关节连同前臂做环旋摩擦的方法，称为摩法。根据施行摩法的部位，分为指摩法、掌摩法、大鱼际摩法、小鱼际摩法等。

【操作要领】

1. 施术部位要紧贴于受术部位。

2. 向下的压力要小于环旋移动的力量。

3. 频率约为每分钟 50 ～ 160 次。

【施术部位】适用于头面、颈项、躯干、四肢等部位。

【主要功能】摩法有和中理气、消积导滞、活血祛瘀、疏通经络等作用。

【临床体会】

1. 此手法对一切因寒引起的疾病，如腹痛、腹泻、胃痉挛以及面神经麻痹、咳喘、惊风、小儿先天不足引起的"五迟"等均有较好的疗效。

2. 此手法是以手的不同部位在患儿皮肤上进行摩擦的方法。施术时应注意受术部位要浅，不宜带动深层肌肉组织。

3. 施术的速度要均匀协调，一般不宜用力过大。

六、擦法

【定义】医生以肢体某部位置于患儿一定部位上，沿直线来回滑动的方法，称为擦法。根据施行擦法的部位，可分为指擦法、掌擦法、大鱼际擦法、小鱼际擦法等。

【操作要领】

1. 施术部位要紧贴于受术部位上。

2. 向下压力要小于往返滑动的力量。

3. 施术时，应使患儿皮肤产生温热感。

4. 频率约为每分钟 100 ～ 400 次。

【施术部位】适用于头面、颈项、躯干、四肢等部位。

【主要功能】擦法有温通经络、祛风散寒、调理脾胃、行气活血、消肿散结、止痛消积、利水通便等作用。

【临床体会】

1. 此法多用于痹证、遗尿证、痿证及五迟五软等病证。如小儿周围性面神经麻痹采用此法，有祛风散寒之功效。

2. 应用擦法要擦至患儿皮肤发热、潮红为宜，但不可将皮肤擦破。施术时要顺肌肉或经络的走行擦，或以腧穴为中心行放散状擦，不可随意无规则地乱擦。

七、搓法

【定义】医生用双手掌面夹住患儿一定部位，两掌相对用力，交替前后移动，并同时做上下往返运动的方法，称为搓法。医生将单掌或双掌置于患儿一定部位，同时做直线往返移动的方法，也称为搓法。根据施术部位，可分为上肢部搓法、下肢部搓法、腰背部搓法、骶部搓法等。

【操作要领】

1. 第一种搓法：双手用力要对称，双手交替前后移动的速度要快，上下移动速度要慢，频率约为每分钟 120 ～ 300 次。

2. 第二种搓法：单手或双手同时往返移动，力度要深，幅度要小，搓完后手掌要贴在皮肤上做短暂停留，使热达深部，频率约为每分钟 120 ～ 200 次。

【施术部位】适用于腰骶、胁肋、四肢等部位。

【主要功能】搓法有舒筋通络、放松肌肉、调和气血、温通经络、疏肝理气、止痛散结、温煦肾阳等作用。

【临床体会】

1. 此手法多用于寒痹、湿痹等证。可用于治疗关节炎、局部挫伤、泄泻、胃肠痉挛等病证。

2. 三个月内新生儿，因皮肤娇嫩，医生可将双掌搓热后置于患儿脐、腹、腰背部，以取代直接在皮肤上施术，其效果相同。

3. 临床应用时，还有交替搓、结力搓、顺肌搓、横搓等多种手法。交替搓，即双手掌夹持患肢交互用力行搓法，多用于关节痹痛；结力搓，即一手置患处，另一手置其手上，合力搓擦，多用于腰部、胸部等处病痛。顺肌搓即顺肌群走向搓擦；横搓即不顺肌群走向，而由一穴至另一穴的横行搓擦；这两种搓法皆多用于腹部疾患。

八、振颤法

【定义】医生用手指或手掌置于患儿一定部位，作连续不断的快速颤动，使受术部位产生振动感，称为振颤法。根据施行振颤法的部位，可分为拇指振颤法、中指振颤法、单掌振颤法、双掌振颤法等。按施术方式又可分为推颤法、揉颤法等。

【操作要领】

1. 操作时力量要集中于指端或手掌上。

2. 振动频率要高，每分钟 400 次以上，着力由弱到强。

【施术部位】适用于头面、腰腹等部位。

【主要功能】振颤法有补气养血、消食导滞、和中理气的作用。

【临床体会】

1. 此法有温中解痉的作用。故可用于治疗疳积、胃脘痛等疾病；此法也有补气生津的作用，故也可用于便秘、遗尿、癃闭等病证的治疗；此法还有止痛散结的作用，故还可用于腹部痛证及肋间痛等病证的治疗。

2. 做振颤法要注意抖动的力量要适度、均匀、持续。振颤时要用前臂带动手腕颤，不可全身颤。医生的肩部应该放松，不可紧张。为掌握好振颤法，医生应适当练臂功、腕功（见第二篇第一节指功部分）。

3. 做振颤法时，医生手臂与身体应呈 45°角，以利于身体控制手臂，做到颤中有动，沿经络走行循序向前推进。

4. 临床应用推颤法，是指手臂抖动而向前行的振颤手法，多用于大面积病痛的治疗。揉颤法是指手臂按揉而抖动的振颤法，多用于小面积病痛的治疗。

5. 振颤法施治作用力较强，患儿要有一个适应过程。因此，在治疗过程中应注意振颤的频率，应该从慢到快；振颤施力要由弱到强；治疗时间应由短到长等。

6. 振颤法应用于补气时，要达到每分钟 600 次以上的频率。

九、捏脊法

【定义】捏脊有两种方法：

1. 用拇指桡侧缘顶住皮肤，食、中指前按，三指同时用力提拿皮肤，双手交替捻动向前的方法。

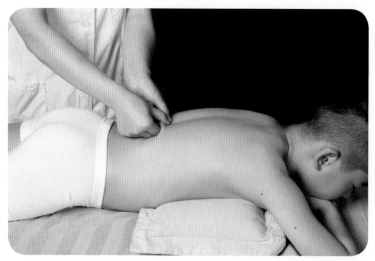

捏脊法 A

2. 食指屈曲，用食指中节桡侧顶住皮肤，拇指前按，两指同时用力提拿皮肤，双手交替捻动向前。

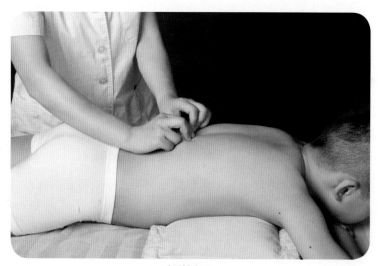

捏脊法 B

像这样随捏随捻、随提随放的方法，称为捏脊法。

【操作要领】

1. 提起皮肤的多少要适宜，用力大小要适中，重则不易移动，轻则易滑落。

2. 要直线前行，不可歪斜。

3. 两手向前捻动时不可拧转。

【施术部位】自长强穴起，至大椎穴止。

【主要功能】捏脊法有促进消化吸收、调节神经功能、强筋壮骨、益肾固精、通补五脏、疏调六腑和促进发育的作用。

【临床体会】

1. 因此法有促进发育之功效，故多用于治疗先天发育不良及后天调理失常等病证，如五迟五软、疳积、消化不良、贫血、痿证、失眠、多汗、心悸等病证。

2. 此法可分为顺捏法和反捏法。顺捏法即医生以拇指桡侧缘顶住皮肤，食指、中指向前按，三指同时用力提拿皮肤；反捏法，是医生屈曲食指，用食指中节桡侧顶住皮肤，拇指前按，两指同时用力提拿皮肤。二法施用效果相同，可根据个人习惯选用。

3. 施术时，捏起皮肤多少及用力大小要适度，不可捏得太紧，否则不易向前捻动推进；但捏得松又不易提起皮肤。

4. 捻动向前 2～3 个动作后，可向上稍用力提一下，此时可听见皮下的响声。每次自长强穴至大椎穴捏提 5～8 遍为宜。

5. 在施术过程中，双手交错，随捏、随提、随放，向前推进，一般不应中断。

6. 由于捏法多用于捏脊背诸穴，故传统称为捏脊法。实际上捏法在临床上也可用于患儿的其他部位。

十、揉法

【定义】医生以肢体某部位置于患儿一定部位的皮肤上，进行滚动的方法，称为揉法。根据施行揉法的部位，可分为小鱼际揉法、前臂揉法等。

【操作要领】操作时，施术部位做自身滚动。频率约为每分钟 120～350 次。但小鱼际快速揉法的频率可达每分钟 300～400 次。

【施术部位】适用于颈项、躯干、四肢等部位。

【主要功能】揉法有解痉止痛、舒筋活络、活血祛瘀、解除疲劳等作用。

【临床体会】

1. 此法有疏筋散结的作用，故多用于斜颈、臂丛神经麻痹、脑性瘫痪、小儿麻痹等疾病的治疗。治疗小儿臂丛神经麻痹等痿证时，要注意从麻痹部位与正常敏感皮肤交界处开始，顺肌肉走行滚揉。

2. 施力要由慢到快，由轻到重，逐渐加速加力。施力要沉潜至肌肉之中，不可浮于表皮，切忌将皮肤滚破。

十一、点法

【定义】医生以指端或肘部或屈曲的单一指间关节突起部置于患儿的一定部位或穴位上，逐渐用力下压的方法，称为点法。根据施行点法的部位，可分为拇指点法、肘点法、屈指点法等。

【操作要领】用力要稳，不可前后左右移动。力量要由轻到重，切忌用暴力猛然下压。

【施术部位】适用于头顶、背腰、胸腹、四肢等部位。

【主要功能】点法有开通闭塞、活血止痛、调整脏腑功能等作用。

【临床体会】

1. 此法以指代针，可分补泻两种手法。一般说来，轻为补，重为泻。施术时要由轻到重，使患儿的受术部位有经络传导感。

2. 施术后，要注意轻抬手指，并辅以揉法及局部摩擦法，起到缓解疼痛的作用，避免受术部位出现瘀血现象。

十二、运法

【定义】医生用拇指或中指指端在一定穴位上做弧形或环形推动的方法，称为运法。

【操作要领】用力较轻，仅在体表旋绕摩擦推动，不带动深层组织，频率宜缓。

【施术部位】多用于手、胸、背部。

【主要功能】宣通经络，调和气血。

【临床体会】多用于治疗感冒、发热、呕吐、便秘、汗证等病证。

十三、摇法

【定义】医生用左手扶住或托住被摇肢体关节近端，右手握住肢体远端做较大幅度转动或摆动的方法，称为摇法。

【操作要领】作摇法时，幅度应逐渐增大，速度先缓后速，有寒证时往内摇，有热证时往外摇。

【施术部位】主要用于头及四肢。

【主要功能】活经络，和气血。

【临床体会】此法多用于治疗关节痛、腰痛、各种扭伤等病证。

十四、捣法

【定义】医生用中指叩击穴位的方法，称为捣法。

【操作要领】叩击时要有力、准确，击下后立即抬起，不可滞留，发力要用腕关节。

【施术部位】上肢及后背。

【主要功能】舒筋通络，调和气血。

【临床体会】此法多用于治疗腰背痛、心悸、胸闷、感冒、消化不良等病证。

十五、分法

【定义】以双手拇指桡侧或多指指腹着力于患儿皮肤，分别做向外推抹的方法，称为分法。根据施行分法的部位，可分为拇指分法和多指分法。

【操作要领】双手起于受术穴位，同时向两旁做平行或向外推抹。分推频率要快，施力要均匀，节律性要强。力量作用于肌肉层，过重则不易移动，过轻则又不达肌层。

【施术部位】多用于颜面或手掌等部位。

【主要功能】清心泻火、解表发汗、醒神明目、通调气血。

【临床体会】

1. 此法是传统小儿按摩的常用手法。拇指分法多用于年龄较小的婴幼儿；多指分法则适用于年龄较大的小儿。

2. 分法还多用于保健预防疾病，以及感冒和内有积热等病证。

十六、合法

【定义】以一手的拇指尺侧和食指桡侧，或以双手拇指指腹同时做自穴位两侧向中心聚合抹推的方法，称为合法。

【操作要领】双手或四指起自受术穴位的两侧同距离处，同时向中心合力聚推。施力均匀，频率适中。力量作用于肌肉层，过重则不易移动，过轻则又不达肌层。

【施术部位】多用于颜面或手掌等部位。

【主要功能】调和阴阳、疏理气机。

【临床体会】此法多用于保健预防疾病以及病后调养等。

十七、快速分合法

【定义】因为小儿的皮肤比较娇嫩，用搓法若不小心容易把小儿的皮肤搓破，故洪老发明了快速分合法，直接将手法的作用力作用到皮下而与皮肤不产生摩擦，就是把力直接作用于腠理。

【操作要领】用双手大鱼际和掌根按压住皮肤，不让手与皮肤发生摩擦，而是要让皮下的肌肉产生摩擦，用腕关节左右摆动，腰部发力，做快速分合的动作，使被施术部位产生发热的感觉。

视频 2-2-1
快速分合法

【施术部位】洪老常在后背应用此类手法。

【主要功能】调和气血、平衡阴阳、调理气机。

【临床体会】此法主要用于治疗咳嗽、哮喘等呼吸道疾病，疗效显著。

十八、揪法

【定义】医生用一手提起患儿受术部位，用另一手的食指、中指指背相对的侧面将已提起的皮肤夹住，并迅速向上提揪，随放随提随揪，反复施术。行此法时可有微痛感，并伴有响声。揪法可分为提揪法和捻揪法。其中提揪法又可分为顺经揪与定位揪两种。而以手蘸水或酒精做揪法，被称为捻揪法。

视频 2-2-2
揪法

【操作要领】揪时要用爆发力，迅速准确。要揪至皮肤潮红。如患儿有内热，可将皮肤揪至发紫。

【施术部位】本法可施术于膀胱经第一、二侧线，肩背部、脖颈等有一定肌肉的部位。常用于腰背部及腹部。

【主要作用】祛风散寒、发汗解表、解痉止痛、消瘀散积、疏通气血、强筋壮骨。常用于小儿外感风寒等病证。

【临床体会】为防止皮肤受损，可配合不同的介质，还可起到特定的效果。如对发热患者蘸酒精揪可起到散风清热的作用；治疗内热胃痛，蘸滑石粉揪，可起到清解里热的作用；治疗胃积寒气，可蘸姜汁揪，可起到温胃散寒的作用。

十九、掐法

【定义】医生以拇指指甲置于患儿一定部位，向下重刺的方法，称为掐法。

【操作要领】操作要稳，切勿移动。用力要重，但以不刺破皮肤为度，逐渐加力，达深透为止，掐后配揉法以行气活血。

【施术部位】急救时用于某些穴位如人中、合谷等。

【主要功能】掐法有开窍醒神、镇惊止痛、解除痉挛等作用。

【临床体会】此法多用于突然抽搐、晕厥、窒息、休克等急症患儿的抢救。还可用于高热、疼痛、肢体痉挛等重症。

二十、提捻法

【定义】患儿俯卧位，医生双手拇指在下，两食指在上，将皮肤提起后，用两拇指在督脉两旁，旁开五分处做滑动性的按捻，连续操作9次，以局部出现潮红为宜的方法，称为提捻法。

视频 2-2-3
提捻法

【操作要领】双手配合要灵活有力、有规律。

【施术部位】脊柱两侧至尾骶部。

【主要功能】调节神经系统紊乱。

【临床体会】多用于治疗小儿植物神经紊乱、眼睑下垂、四肢痿软、小儿疳积等病证。

二十一、动法

【定义】医生将患儿脱臼或错位的关节复位的治疗方法称为动法。医生双手密切配合，适当用力。常用的动法有翘肢动法、牵引动法、旋转动法与扳动法等。

【操作要领】动作要柔和，施术力度不可超出患儿的生理限度。对证施术，不可滥用手法，且动作要准确。

【施术部位】小儿全身大小关节。

【主要功能】滑利关节、舒筋展骨、整复归位。

【临床体会】此法多用于治疗小儿脱臼或关节错位等病证。

二十二、拍击法

【定义】医生以肢体某部位在患儿一定部位上进行拍击的方法，称为拍击法。根据施行拍击法的部位，可分为掌拍法、指拍法、拳击法、掌根击法、侧击法等。

【操作要领】操作时动作要快速而短暂，均匀而有节奏，力量应先轻后重，垂直叩击体表，不要有抽拖动作。掌拍法时手指自然并拢，掌指关节微屈呈虚掌，拍打后应迅速抬起，不要在受术部位停顿。

【施术部位】适用于头面、项肩、腰背、四肢等部位。

【主要功能】舒筋活络、行气活血、缓解痉挛、消除疲劳。

【临床体会】此法多用于治疗肌肉萎缩、腓肠肌痉挛、末梢神经炎、颈肩腰背痛等病证。

二十三、牵颈旋转法

【定义】患儿仰卧位，医生一手托住患儿颈项，另一手扶下颌，双手配合，使其头部左右摇晃，逐渐牵引旋转，以扶下颌之手决定旋转时的方向、角度，并用托颈之手的食指确定棘突的位置等。待局部放松及确定旋转方向后，以巧力使颈项过伸旋转的方法，称为牵颈旋转法。

视频 2-2-4
牵颈旋转法

【操作要领】患儿放松颈部，医生牵引旋转时，切忌只牵不旋或只旋不牵，勿施暴力。

【施术部位】颈项部。

【主要功能】通经活络、滑利关节、松弛筋骨、行气止痛。

【临床体会】此法多用于治疗颈部小关节紊乱、颈项疼痛、项强等病证。

二十四、合掌刁颈法

【定义】患儿坐位，头部稍前倾，充分显露颈项部，医生站立其对面，双手十指交叉，合掌紧锁，置于患儿颈项两侧，着力合掌呈钳形，夹提项肌 3 ～ 5 次的方法，称为合掌刁颈法。

视频 2-2-5
合掌刁颈法

【操作要领】双掌着力，不宜拍击，旋转或拧捏。

【施术部位】颈项部。

【主要功能】活血止痛，通经活络，缓解痉挛，散寒祛风。

【临床体会】此法多用于治疗风寒感冒、头痛、项强、肩部肌肉痉挛等病证。

第三节　常用穴位

一、头面颈项部穴位

（一）天门

【定位】两眉中点至前发际正中成一直线。

【操作】用两拇指螺纹面或桡侧缘自眉心向上交替直推至前额发际，称为"开天门"或"推攒竹"，推20～50次。

【作用】祛风散寒，醒脑明目，镇惊安神，外感内伤均宜。

【主治】感冒发热，头痛，视物不清，精神萎靡等。

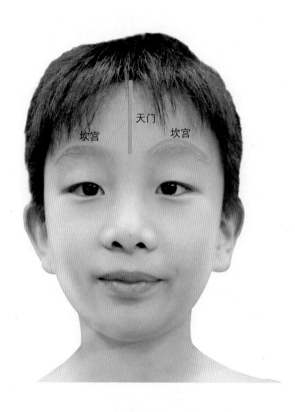

【临床应用】

1. 临床常用于外感发热、头痛无汗等，多与推太阳、推坎宫等合用。

2. 治疗惊惕不安、烦躁不宁等，可与清肝经、清心经、捣小天心、揉百会等配伍应用。

3. 体弱汗出较多、佝偻病患儿应慎用。

（二）坎宫

【定位】自眉头起沿眉梢成一横线。

【操作】用两拇指桡侧自眉心向眉梢做分推，称推坎宫或分推坎宫，推30 ～ 50次。

【作用】发汗解表，醒脑明目，止头痛。

【主治】外感发热，头痛无汗，目赤痛，惊风等。

【临床应用】

1. 用于外感发热、头痛等，可与推攒竹、揉太阳等配伍应用。

2. 用于目赤痛、惊风等，可配伍清肝经、捣小天心、揉百会等。

3. 本穴亦可应用提捻法、掐按法，以增强疗效。

（三）太阳

【定位】眉梢与外眦连线中点向后1寸。

【操作】用两拇指桡侧推运，称推太阳或运太阳。向眼球方向推运为补，向耳方向推运为泻。运、直推各30 ～ 50次。

【作用】疏风解表，清热明目，止头痛。

【主治】感冒发热，有汗，无汗头痛，目赤痛，近视，惊风等。

【临床应用】推太阳主要用于外感发热。外感表实证用泻法；外感表虚、内伤头痛用补法。

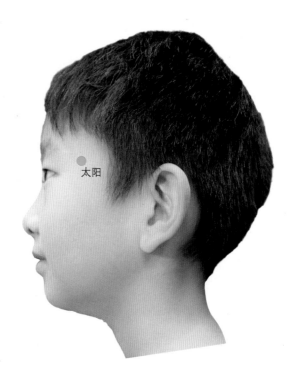
太阳

（四）山根

【定位】两目内眦正中，鼻梁上低洼处。

【操作】一手扶患儿头部，另一手拇指指甲掐，称为掐山根，掐 3 ～ 5 次。

【作用】开窍，醒目，定神。

【主治】惊风、抽搐等。

【临床应用】

1. 治疗惊风、抽搐等，常与掐人中、掐老龙等合用。

2. 本穴除治疗作用外，还可用于望诊以诊断疾病，如山根脉络青色为惊为痛，蓝色为喘为咳，赤灰一团为赤白痢疾，青黑之纹为病久或缠绵难愈之病。

（五）迎香

【定位】鼻翼旁 0.5 寸，当鼻唇沟中。

【操作】用食、中二指或两拇指指端按揉，称揉迎香，按 3 ～ 5 次，揉 20 ～ 30 次。

【作用】宣肺气，通鼻窍。

【主治】鼻塞不通，鼻流清涕，口眼㖞斜，急慢性鼻炎等。

【临床应用】用于感冒、急慢性鼻炎引起的鼻塞流涕、呼吸不畅等，可与清肺经、拿风池等合用。

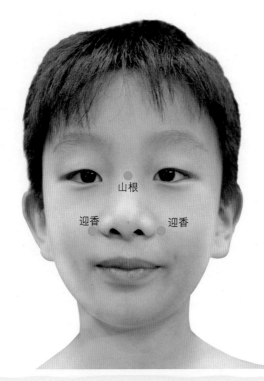

（六）印堂

【定位】两眉连线中点处。

【操作】左手扶患儿头部，右手拇指指端自眉心向上推至天庭，称推印堂，推 30 ～ 50 次；以拇指指甲掐此处，称掐印堂，掐 3 ～ 5 次。

【作用】醒脑提神，镇惊，祛风通窍。

【主治】感冒、头痛、昏厥抽搐、慢惊风等。

【临床应用】

1. 治疗感冒、头痛用推法，常配伍推攒竹、推坎宫、揉太阳等。

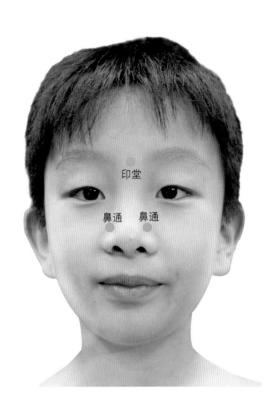

2. 治疗惊厥用掐法，多与掐人中、掐十宣合用。

3. 该穴还可作为望诊用。

（七）鼻通

【定位】面部，当鼻翼软骨与鼻甲的交界处，近鼻唇沟上端处。

【操作】用食、中二指或两拇指指端按揉，称揉鼻通，按 3 ～ 5 次，揉 20 ～ 30 次。

【作用】祛风宣肺，通鼻窍。

【主治】头痛、鼻塞、迎风流泪、鼻炎、鼻窦炎、过敏性鼻炎、结膜炎、泪腺炎等。

【临床应用】

1. 治疗头痛、鼻塞、迎风流泪等，多与开天门、推坎宫、运太阳、揉耳后高骨、推天柱骨等合用。

2. 通鼻窍，可用于鼻炎、鼻窦炎、过敏性鼻炎等的治疗，常与黄蜂入洞、按揉印堂等配合应用。

（八）睛明

【定位】目内眦角稍上方凹陷中。

【操作】以拇指或中指端揉，称揉睛明，揉 30 ～ 50 次。

【作用】散风清热，明目退翳。

【主治】目赤肿痛、迎风流泪、目视不明、近视、夜盲、色盲。

【临床应用】

1. 治疗目赤肿痛、迎风流泪等，常配伍推坎宫、清天河水、按揉印堂、四白等应用。

2. 治疗目视不明、近视等，常与平肝、按揉四白、承泣等配合应用。

（九）四白

【定位】面部，瞳孔直下，当眶下孔凹陷处。

【操作】以拇指或中指端揉，称揉四白，揉 30 ～ 50 次。

【作用】疏风活络，明目止痛。

【主治】目赤痛痒、目翳、眼睑瞤动、口眼喎斜、头痛眩晕。

【临床应用】

1. 用于治疗目赤痛痒、目翳、眼睑瞤动等，多与平肝、按揉承泣、太阳等配合应用。

2. 按压该穴，能提高眼睛机能，对于近视、色盲等眼疾有很好的疗效。

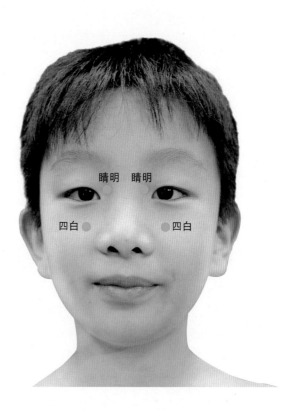

（十）承泣

【定位】面部，瞳孔直下，当眼球与眶下缘之间。

【操作】以拇指或中指指端揉，称揉承泣，揉 30～50 次。

【作用】疏风清热，明目。

【主治】目赤肿痛，流泪，夜盲，眼睑眴动，口眼㖞斜。

【临床应用】用于治疗目赤肿痛、流泪、夜盲、眼睑眴动等，多与平肝、按揉睛明、四白、太阳等配合应用。

（十一）人中

【定位】鼻下人中沟正中线的上 1/3 与下 2/3 交界处。

【操作】用拇指指甲掐，称掐人中，掐 3～5 次，或醒后即止。

【作用】开窍醒神。

【主治】惊风、抽搐、昏厥、窒息等。

【临床应用】主要用于急救。对于惊风、抽搐、昏厥不省人事、窒息等症，掐之多有效。

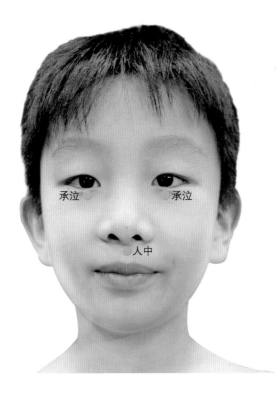

（十二）牙关

【定位】耳垂下 1 寸，下颌骨陷中。

【操作】以两中指指端按，称按牙关，按 10 ～ 20 次；以两中指指端揉，称揉牙关，揉 30 ～ 50 次。

【作用】疏风，开窍，止痛。

【主治】牙关紧闭、口眼㖞斜、牙痛、颊肿等。

【临床应用】

1. 牙痛、牙关紧闭，主要按牙关。

2. 口眼㖞斜、颊肿，主要揉牙关。

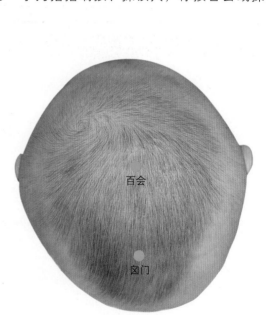

（十三）百会

【定位】头部，前发际正中直上 5 寸，当两耳尖连线的中点处。

【操作】一手扶患儿头部，另一手拇指指端按、揉该穴，称按百会或揉百会，按 30 ～ 50 次，揉 100 ～ 200 次。小儿囟门未闭时，多采用掌摩法或掌揉法，手法宜轻柔。

【作用】安神镇惊，升阳举陷，止头痛，开窍明目。

【主治】头痛、目眩、惊风、遗尿、脱肛、夜寐不安等。

【临床应用】

1. 百会为诸阳之会，按揉该穴能安神镇惊、升阳举陷。

2. 治疗惊风、惊痫、烦躁等，多配合清肝经、清心经、掐揉小天心等。

3. 治疗遗尿、脱肛、泄泻等，常与补脾经、补肾经、推三关等合用。

4. 该穴在临床亦可用灸法。

（十四）囟门

【定位】前发际正中直上 2 寸，百会前骨陷中。

【操作】以两手扶患儿头部，两拇指自前发际向上交替推至囟门，再自囟门向两旁分推，称分推囟门；若囟门未闭，则仅推至边缘，称推囟门；拇指指端轻揉，称揉囟门。推、揉各 30 ～ 50 次。

【作用】镇惊安神，通窍。

【主治】头痛、惊风、鼻塞、烦躁、神昏、衄血等。

【临床应用】

1. 推、揉囟门操作时手法宜轻，不可用力按压。

2. 囟门可用于保健，摩囟门能预防感冒。

（十五）耳后高骨

【定位】耳后入发际，乳突后缘高骨下凹陷中。

【操作】以两拇指指端或中指指端揉，称揉耳后高骨；或掐、拿该穴。揉 30 ～ 50 次，掐、拿各 3 ～ 5 次。

【作用】发汗解表，镇惊安神。

【主治】感冒、头痛、惊风、痰涎壅盛、烦躁不安等。

【临床应用】

1. 揉耳后高骨能疏风解表，治疗感冒头痛，多配合推攒竹、推坎宫、揉太阳等。

2. 此穴又能安神除烦，可用于治疗神昏、烦躁不安、惊风等。

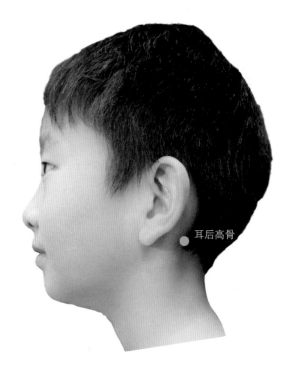

耳后高骨

（十六）风池

【定位】后发际（颈项上部）两侧凹陷处。

【操作】以拇指或食指按揉，称揉风池，揉 30 ～ 50 次；拇指与食指或中指相对拿之，称拿风池，拿 5 ～ 10 次。

【作用】发汗解表，祛风散寒。

【主治】感冒头痛、发热无汗、颈项强痛等。

【临床应用】

1. 拿风池发汗效果显著，能发汗解表，祛风散寒。

2. 治疗感冒头痛、发热无汗等表实证，配合掐揉二扇门、开天门等，发汗解表之力更强。

3. 按揉风池亦可用于治疗项背强痛等证。

4. 表虚者不宜使用拿风池。

（十七）天柱骨

【定位】颈后发际正中至大椎成一直线。

【操作】以食、中二指并拢的螺纹面自上而下直推，称推天柱骨，推 100 ～ 500 次；用酒盅、汤匙蘸水自上向下刮，称刮天柱骨，刮至皮下轻度瘀血

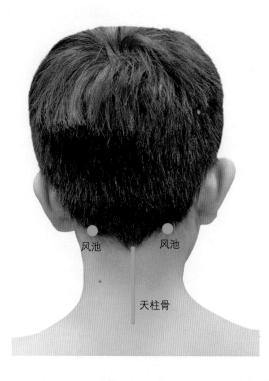

即可。

【作用】降逆止呕，祛风散寒。

【主治】呕吐恶心、外感发热、颈项强痛、后头痛、惊风、咽痛等。

【临床应用】

1. 推、刮天柱骨能降逆止呕、祛风散寒。主要用于治疗呕吐、恶心、外感发热、项强等症。

2. 治疗呕吐、恶心，可单用本法或横纹推向板门、揉天突、揉中脘等合用。

3. 治疗外感发热、颈项强痛等多与拿风池、掐揉二扇门等合用。

4. 刮天柱骨亦可治疗暑热发痧等证。

（十八）桥弓

【定位】在颈部两侧，沿胸锁乳突肌成一线。

【操作】以拇指或中指指端揉，称为揉桥弓，揉30～50次；以拇指螺纹面与食指或食中二指螺纹面拿，称为拿桥弓，拿3～5次；以拇指螺纹面或食中二指螺纹面自上而下推抹，称为推抹桥弓，推抹30～50次。

【作用】舒筋活血，调和气血，平肝潜阳。

【主治】斜颈、项强、高血压、惊风等。

【临床应用】

1. 揉、拿本穴与摇颈项法合用，能活血化瘀消肿，可治疗小儿肌性斜颈。

2. 推抹桥弓能平肝潜阳，降血压，多用于治疗成人高血压病。

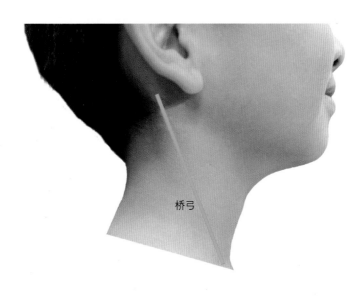

桥弓

二、胸腹腰背部穴位

（一）天突

【定位】胸骨上窝正中。

【操作】以中指指端按，称按天突；以中指指端揉，称揉天突；以拇、食指捏挤，称捏挤天突。按、揉各 30 次，捏挤至皮下瘀血成红紫色即可。

【作用】理气化痰，降逆止呕，止咳平喘。

【主治】痰涎气急、咳喘胸闷、恶心呕吐、噎膈、咽痛等。

【临床应用】

1. 气机不利、痰涎壅盛所致的痰喘，胃气上逆所致的呕吐可单用此穴，按揉或捏挤法均可。

2. 痰喘可配伍推揉膻中、分推八道、分推肩胛骨等。

3. 呕吐可配合摩揉中脘、顺运八卦、清胃经、推天柱骨等。

4. 中枢引起的恶心、呕吐、头晕等，可捏挤天突，或配合捏挤大椎、膻中、曲池等，可获良效。

（二）膻中

【定位】胸部，前正中线上，平第四肋间，当两乳头连线的中点。

【操作】以两拇指指端自膻中向两旁分推至乳头，称分推膻中；以食、中二指并拢的螺纹面自胸骨切迹向下推至剑突，称推膻中；以中指指端揉，称揉膻中。分推、推、揉各 50 ～ 100 次。

【作用】宽胸理气，宣肺止咳化痰。

【主治】胸闷、痰喘咳嗽、恶心呕吐、呃逆、嗳气等。

【临床应用】

1. 膻中为八会穴之气会。

2. 推揉膻中能宽胸理气，止咳化痰。常用于各种原因引起的胸闷、痰喘咳嗽、吐逆等。

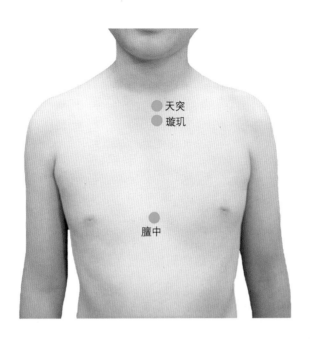

3. 治疗呕吐、呃逆、嗳气，常与顺运内八卦、横纹推向板门、分推腹阴阳等合用。

4. 治疗痰吐不利，常与揉天突、按弦走搓摩、摩揉中脘、按揉丰隆等合用。

（三）璇玑

【定位】胸部，当前正中线上，天突下1寸。

【操作】以两拇指螺纹面或指端桡侧缘沿胸肋自上而下向两旁分推，再自鸠尾向脐直推，最后摩腹部，称开璇玑，推50～100次。

【作用】理气化痰，降逆止呕。

【主治】发热、气急、痰喘、胸闷、呕吐、厌食、腹泻等。

【临床应用】

1. 开璇玑涉及胸部多个穴位，有宽胸、理气化痰、降逆止呕、消食止泻之效。

2. 临床常与相关穴位配合应用，以治疗发热、气急、痰喘、胸闷等呼吸系统疾病和呕吐、厌食、腹泻等消化系统疾病。

（四）乳根

【定位】乳头直下 0.2 寸，平第五肋间隙。

【操作】以两手食指或中指指端揉，称揉乳根，揉 50 ～ 100 次。

【作用】宣肺利气，化痰止咳。

【主治】咳喘、胸闷、痰鸣等。

【临床应用】治疗咳喘、胸闷、痰鸣时常与揉乳旁、推揉膻中等合用。

（五）乳旁

【定位】乳头外侧旁开 0.2 寸。

【操作】以两手拇指指端揉，称揉乳旁，揉 30 ～ 50 次。

【作用】理气，化痰，止咳。

【主治】胸闷、咳嗽、痰鸣、呕吐。

【临床应用】

1. 揉乳旁配合揉乳根，能加强理气化痰止咳的作用。

2. 揉乳根、揉乳旁可同时操作，以两中指和食指同时按于两穴上揉，即揉乳根、乳旁。

3. 治疗呕吐，常配合横纹推向板门、清胃经、推天柱骨等。

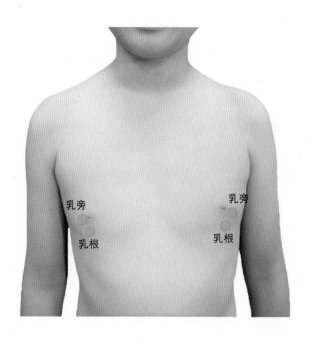

（六）胁肋

【定位】腋下两胁至天枢处。

【操作】患儿取坐位，医生用两手掌自患儿两腋下搓摩至天枢处，称为搓摩胁肋，又称按弦走搓摩，搓摩 100 ~ 300 次。

【作用】顺气化痰，除胸闷，消积聚。

【主治】胸闷、腹胀、食积、痰喘气急、疳积、胁痛、肝脾肿大等。

【临床应用】

1. 搓摩胁肋，性开而降，有顺气化痰、除胸闷、开积聚之功效，用于小儿由于食积、痰涎壅盛、气逆所致的胸闷、腹胀、气喘等。

2. 又可治疗肝脾肿大，但需久摩。对脾胃虚弱、中气下陷、肾不纳气者等应慎用。

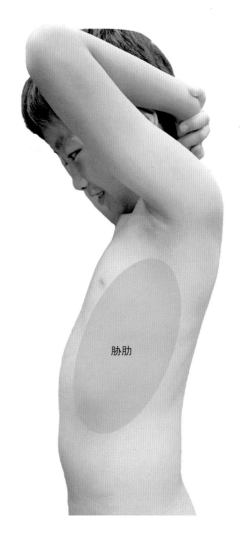

胁肋

（七）中脘

【定位】位于前正中线上，脐上 4 寸处。

【操作】以指端或掌根揉，称揉中脘；以掌心或四指摩，称摩中脘；沿前正中线自中脘向上直推至喉下或自喉往下推至中脘，称推中脘或推胃脘；自中脘推向鸠尾，称推三焦。揉、推各 300 次，摩 5 分钟。

【作用】健脾和胃，消食和中。

【主治】胃脘痛、腹痛、腹胀、食积、呕吐、泄泻、食欲不振、嗳气等。

【临床应用】

1. 中脘常用于治疗消化系统疾病。

2. 揉、摩中脘能健脾和胃、消食和中，主治腹泻、呕吐、腹痛、腹胀、食欲不振等，常配合摩腹、按揉足三里、推脾经等。

3. 自上而下推中脘，有降胃气作用，主治胃气上逆、嗳气呕恶，常配合横纹推向板门、推揉膻中、按揉天突等；自下而上推中脘，有涌吐作用，临床少用。

（八）腹

【定位】在腹部。

【操作】患儿取仰卧位或坐位，医生用两拇指螺纹面沿肋弓角边缘或自中脘至脐，向两旁分推，称分推腹阴阳，分推 100～300 次；用掌面或四指摩，称摩腹，摩 5 分钟。逆时针摩为补，顺时针摩为泻，往返摩之为平补平泻。

【作用】消食化滞，降逆止呕，健脾止泻，通便。

【主治】腹痛、腹胀、食积、消化不良、恶心、呕吐、厌食、疳积、便秘。

【临床应用】

1. 分推腹阴阳能够降逆止呕、和胃消食，主治伤食呕吐、恶心、腹胀等症，常配合揉板门等。

2. 顺时针摩腹，能够消食和胃通大便，主治腹胀、厌食、大便秘结等，常配合横纹推向板门、推下七节骨等。

3. 逆时针摩腹，能够健脾益气止泻，主治脾虚腹泻、腹痛、食欲不振等，常配合补脾经、板门推向横纹、推上七节骨等。

4. 平补平泻能够和胃，久摩可消乳食、壮身体，可用于小儿保健及厌食、脾虚腹泻的治疗，常配合补脾经、按揉足三里、捏脊等。

（九）脐

【定位】肚脐。

【操作】以指端或掌根揉，称揉脐，揉 100 ～ 300 次；以掌或指摩，称摩脐，摩 5 分钟。逆时针摩或揉为补，顺时针摩或揉为泻，往返或摩之为平补平泻。

【作用】温阳散寒，补益气血，健脾和胃，消食导滞。

【主治】腹泻、便秘、腹胀、腹痛、呕吐、消化不良、厌食、痢疾、脱肛、疳积等症。

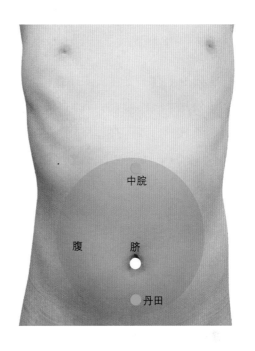

【临床应用】

1. 该穴用补法能温阳散寒、补益气血，治疗寒湿脾虚、五更泄泻、消化不良、慢性痢疾、气虚脱肛等。

2. 该穴用泻法能消食导滞，治疗湿热型泄泻、痢疾、便秘等。

3. 平补平泻能健脾和胃，用于治疗先天不足、后天失调或乳食积滞、厌食等，亦可用于儿童日常保健。

（十）丹田

【定位】小腹部，脐下 2.5 寸。

【操作】用掌摩，称摩丹田，摩 2 ～ 3 分钟；用指端揉，称揉丹田，揉 100 ～ 300 次；用指端按，称按丹田，按 0.5 ～ 1 分钟。

【作用】培肾固本，温补下元，泌别清浊。

【主治】小腹胀痛、癃闭、小便短赤、遗尿、脱肛、便秘、疝气、腹泻等。

【临床应用】

1. 本穴常用于泌尿、生殖系统疾病的治疗，主要用于小儿先天不足、腹痛、腹泻、遗尿、脱肛、疝气等。

2. 虚证、实证均可用，但主要用于虚证，常配合补肾经、推三关、揉外劳宫等。

3. 治疗癃闭、小便短赤，则取其分利之功，常配伍清小肠、推箕门等。

（十一）肚角

【定位】脐下 2 寸，旁开 2 寸大筋处。

【操作】以指端按，称按肚角；患儿仰卧，医生用拇、食、中三指向深处拿该穴，称拿肚角，操作时向偏内上方做一推一拉一紧一松的轻微动作为一次。按、拿各 5 次。

【作用】健脾和胃，理气消滞，止腹痛。

【主治】腹痛、腹泻、腹胀、痢疾、便秘。

【临床应用】

1. 按、拿肚角是止腹痛的良法，主治各种原因引起的腹痛，对于受寒、伤食引起的腹痛、腹泻效果更佳，配合按揉一窝风可加强止痛之功。

2. 拿肚角刺激性较强，为防止患儿哭闹，应于其他手法操作结束后再使用。

（十二）天枢

【定位】脐旁 2 寸，左右各一。

【操作】以食、中指指端按揉，称揉天枢，揉 100 ～ 200 次。

【作用】疏调大肠，理气消滞，化痰止嗽。

【主治】腹胀、腹痛、腹泻、痢疾、便秘、食积不化、咳嗽等。

【临床应用】

1. 天枢为大肠之"募穴"，能疏调大肠、理气消滞，常用于治疗急慢性胃肠炎、痢疾、腹泻、呕吐、食积、腹胀、大便秘结等。

2. 临床上，天枢常与脐同时操作，可以以中指按脐，食指与无名指各按两侧天枢穴同时揉动。

3. 治疗腹痛时，常配合拿肚角、按揉一窝风等。

4. 治疗痰喘、咳嗽，常与清肺经、掐揉五指节等配合应用。

（十三）气海

【定位】腹部，前正中线上，脐下 1.5 寸。

【操作】以指端揉，称揉气海，揉 100 ～ 300 次；以中指或拇指指端按，称按气海，按 0.5 ～ 1 分钟。

【作用】散寒止痛，引痰下行。

【主治】腹痛、腹泻、遗尿、脱肛、疝气、胸膈不利、痰涎壅结不降。

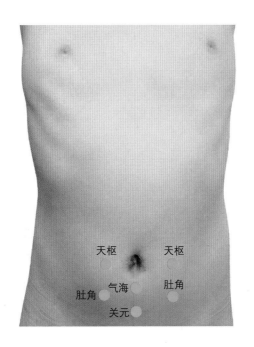

【临床应用】

1. 本穴有散寒止痛的作用，为治疗各种腹痛之要穴，对虚寒腹痛效果更佳。

2. 对于肠痉挛、肠功能紊乱引起的腹痛，常配伍按揉大肠俞、足三里等。

3. 胸膈不利、痰涎壅结不降者，多配合顺运内八卦、揉肺俞等。

（十四）关元

【定位】腹部，前正中线上，脐下3寸。

【操作】以指端或掌按揉，称按揉关元，揉100～300次；用艾条灸，称灸关元，灸3～5分钟。

【作用】温肾壮阳，培补元气。

【主治】虚寒性腹痛、腹泻、痢、遗尿、五迟、五软等。

【临床应用】

1. 本穴为小肠之"募穴"。

2. 按揉关元可治疗虚寒性腹痛、腹泻、痢疾等，多配伍补肾经、按揉足三里等。

3. 治疗遗尿，常配合揉百会、揉肾俞、补脾经、补肾经等，亦可用灸法，效果更佳。

4. 另外，本穴可用于全身保健。

（十五）肩井

【定位】肩部，当大椎与肩峰连线的中点处。

【操作】以拇指与食、中二指相对用力提拿，称拿肩井，拿 3 ～ 5 次；用指端按，称按肩井，按 0.5 ～ 1 分钟。

【作用】发汗解表，宣通气血。

【主治】感冒、发热无汗、颈项强痛、肩痛、上肢痹痛、上肢抬举受限等。

【临床应用】

1. 拿肩井时，左右两侧同时进行。

2. 按、拿肩井能宣通气血、发汗解表，治疗外感发热无汗、肩臂疼痛、颈项强直等，常与四大基本手法、掐揉二扇门、推天柱骨等相配合。

3. 拿肩井常作为诸法推毕的结束手法，称为总收法。

（十六）大椎

【定位】第七颈椎棘突下。

【操作】以指端按或揉，称按大椎或揉大椎，按、揉各30 ～ 50 次。双手拇指、食指将其周围的皮肤捏起，向穴位挤捏，称捏挤大椎；用屈曲的食中二指中节提拧穴位，称拧大椎；捏挤、拧至局部皮肤充血或紫红瘀斑为度。

【作用】清热解表，通经活络。

【主治】发热、感冒、项强、咳嗽、百日咳等。

【临床应用】

1. 揉大椎有清热解表的作用，主要用于感冒、发热、项强等，常配合推脊、拿揉风池、清天河水。

2. 提拿大椎治疗百日咳有一定的疗效。

（十七）定喘

【定位】第七颈椎旁开 0.5 寸。

【操作】以指端按或揉，称按揉定喘，按、揉各 100 ～ 300 次。

【作用】宣肺平喘。

【主治】咳喘、呼吸困、哮喘、风疹、百日咳等。

【临床应用】

1. 本穴属奇穴。

2. 按揉定喘穴有宣肺平喘的作用，主要用于治疗咳嗽、气喘、呼吸困难、哮喘等，常配合揉肺俞、清肺经等。

3. 也可艾灸此穴治疗哮喘、百日咳等。

（十八）风门

【定位】第二胸椎棘突下旁开 1.5 寸。

【操作】用食、中指指端揉，称揉风门，揉 20 ～ 50 次。

【作用】疏风解表，宣肺止咳。

【主治】感冒、咳嗽、气喘、鼻塞、项痛、背腰部疼痛、骨蒸潮热及盗汗等。

【临床应用】

1. 揉风门主要用于外感风寒、咳嗽气喘，多配合四大手法、清肺经、揉肺俞、推揉膻中等。

2. 治疗骨蒸潮热、盗汗，多配伍揉二马、补肾经、分推手阴阳等。

3. 治疗鼻塞，常配合揉迎香、黄蜂入洞等。

4. 治疗背腰部疼痛，多配合拿委中、承山、昆仑等。

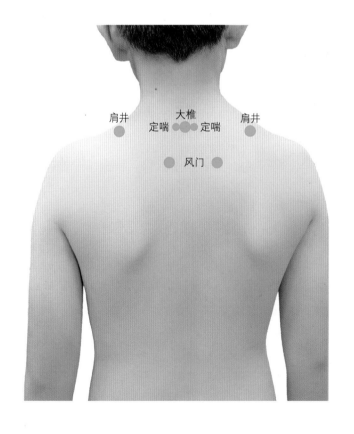

（十九）气喘

【定位】第七胸椎旁开 2 寸。

【操作】以指端按或揉，称按揉气喘，按、揉各 100 ～ 300 次。

【作用】降气平喘。

【主治】咳喘、呼吸困难、哮喘、百日咳等。

【临床应用】

1. 本穴属奇穴。

2. 按揉气喘穴有降气平喘的作用，主要用于治疗哮喘、气逆、呼吸困难等，常配合揉肺俞、定喘。

3. 也可艾灸此穴治疗哮喘、百日咳等。

（二十）肺俞

【定位】第三胸椎棘突下旁开 1.5 寸。

【操作】用食、中指指端或两拇指指端揉，称揉肺俞，揉 50 ～ 100 次；用两拇指螺纹面分别沿肩胛骨内缘自上而下往两侧做分向推动，称分推肩胛骨，分推 100 ～ 200 次。

【作用】调肺气，补虚损，治咳嗽。

【主治】咳嗽气喘、久咳不愈、痰鸣、胸闷胸痛、发热。

【临床应用】

1. 揉肺俞能调肺气，补虚损，治咳嗽，多用于治疗呼吸系统的疾病，常与推肺经、推揉膻中等配合应用。

2. 久咳不愈者，加补脾经，以培土生金；气阴两伤者，可配合补肾经、揉二马等。

（二十一）心俞

【定位】第五胸椎棘突下旁开 1.5 寸。

【操作】用食、中指指端或两拇指揉，称揉心俞，揉 50 ～ 100 次。

【作用】调理气血，疏通脉络。

【主治】心痛、惊悸、咳嗽、吐血、失眠、健忘、盗汗、梦遗、癫痫。

【临床应用】

1. 按揉心俞能够调理气血，疏通脉络。治疗心痛、惊悸等，常与推心经、按揉厥阴俞、内关等配合应用。

2. 治疗失眠、健忘、盗汗等，常配伍开天门、推坎宫、按揉百会、补脾经等合用。

（二十二）肝俞

【定位】第九胸椎棘突下旁开 1.5 寸。

【操作】用食、中指指端或两拇指指端揉，称揉肝俞，揉 50 ～ 100 次。

【作用】理气行气，养肝明目。

【主治】胁痛、吐血、目赤、目眩、雀目、黄疸、癫狂痫、脊背痛。

【临床应用】

1. 按揉肝俞能够理气行气，治疗胁痛等，常配合按顺运八卦、揉太冲等应用。

2. 按揉肝俞又能养肝明目，治疗目赤、目眩、雀目等，常配伍推坎宫、揉太阳、按揉肾俞、太溪等应用。

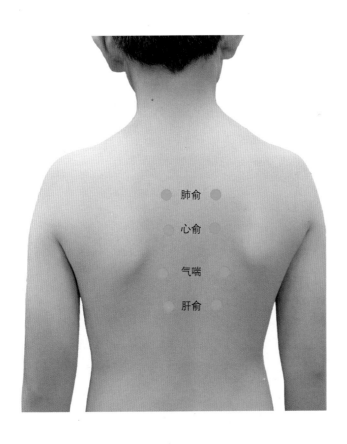

（二十三）脾俞

【定位】第十一胸椎棘突下旁开 1.5 寸。

【操作】以食、中指指端或两拇指指端揉，称揉脾俞，揉 50 ～ 100 次。

【作用】健脾和胃，消食祛湿。

【主治】呕吐、腹泻、疳积、食欲不振、黄疸、水肿、慢惊、四肢乏力、肌肉消瘦等。

【临床应用】

1. 揉脾俞能健脾胃，助运化，消食积，祛水湿。

2. 常用于治疗脾胃虚弱、乳食内伤、消化不良、腹泻等，多配合推脾经、摩揉中脘、摩腹、按揉足三里等应用。

（二十四）肾俞

【定位】第二腰椎棘突下旁开 1.5 寸。

【操作】以食、中或两拇指端揉，称揉肾俞，揉 50 ～ 100 次。

【作用】滋阴壮阳，补益肾元。

【主治】腹泻、便秘、气喘、遗尿、少腹痛、下肢痿软乏力等。

【临床应用】

1. 按肾俞能滋阴壮阳、补益肾元，常用于治疗肾虚腹泻、阴虚便秘或下肢痿软无力、潮热、盗汗，常配合揉二马、补肾经、补脾经、推三关等合用。

2. 对于肾不纳气而致的气喘，治疗时常与揉肺俞、补脾经、补肺经等配伍，以加强疗效。

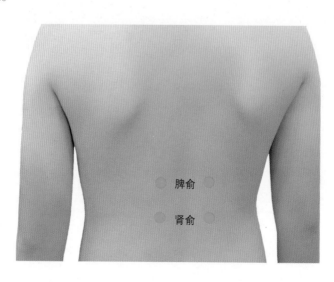

（二十五）脊柱

【定位】大椎至长强成一直线。

【操作】以食中二指并拢的螺纹面自上而下直推，称推脊，推 100 ～ 300 次；双手用捏法自下而上至大椎，称捏脊，捏 3 ～ 5 遍，每捏三下将背脊提一下，称捏三提一法。捏前先在背部轻轻按摩几遍，使肌肉放松。

【作用】调阴阳，理气血，和脏腑，通经络，培元气，壮身体。

【主治】发热、惊风、夜啼、疳积、腹泻、呕吐、便秘等。

【临床应用】

1. 捏脊法能够调阴阳、理气血、和脏腑、通经络、培元气、壮身体，主治先、后天不足的一些慢性病，如疳积、腹泻、呕吐、便秘、惊风、夜啼等。

2. 捏脊法也是小儿保健的主要手法之一，单用此法，不仅用于小儿病证，还可用于成人失眠、肠胃病、月经不调等，均有一定的效果。

3. 本法操作时，旁及膀胱经，临床应用时可根据不同病情，重提或按揉相应的背部腧穴，能加强疗效。

4. 自上而下推脊，能清热，主治小儿发热，多与清天河水、退六腑等合用；还可用于治疗腰背强痛、角弓反张等。

（二十六）腰俞

【定位】督脉上，骶部后正中线上，正对骶管裂孔。

【操作】以拇指或食、中指指端揉，称揉腰俞，揉 20 ～ 30 次。

【作用】通经活络。

【主治】腰痛、下肢瘫痪。

【临床应用】

按揉腰俞能通经活络，多用于治疗腰痛、下肢瘫痪等症，常配伍委中、承山等穴。

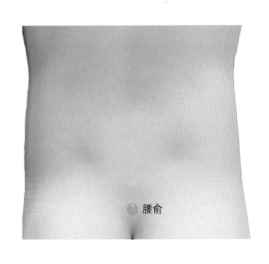
腰俞

（二十七）七节骨

【定位】在第四腰椎与尾骨端（长强）成一直线。

【操作】以拇指桡侧面或食、中指螺纹面自下向上直推，称推上七节骨；自上而下直推，称推下七节骨，上下各推 100 ～ 300 次。

【作用】温阳止泻，泻热通便。

【主治】泄泻、便秘、痢疾、脱肛等。

【临床应用】

1. 推上七节骨能温阳止泻，主治虚寒腹泻、久痢等，常配伍补大肠、摩腹、揉天枢、板门推向横纹、揉百会等应用。

2. 推下七节骨能泻热通便，多用于治疗肠热便秘、痢疾等。对于虚寒泄泻，禁用推下七节骨，以防滑泻。

（二十八）龟尾

【定位】尾椎骨端。

【操作】以中指或拇指指端揉，称揉龟尾，揉 100 ～ 300 次。

【作用】通调大肠。

【主治】泄泻、便秘、脱肛、遗尿等。

【临床应用】

1. 揉龟尾能通调督脉之经气，调理大肠功能。

2. 揉龟尾既能止泻，又能通便，多配合推七节骨、揉脐、摩腹等应用。

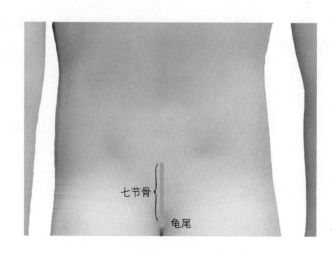

七节骨

龟尾

三、上肢部穴位

（一）脾经

【定位】拇指桡侧缘，指尖至指根成一线。

【操作】医生用左手握患儿之左手，同时以拇、食二指捏住患儿拇指，使之微屈，再用右手拇指自患儿拇指尖推向拇指根，称为补脾经；将患儿拇指伸直，自拇指根推向指尖，称为清脾经；来回推之，称为清补脾经，清、补各100～500次。

【作用】健脾胃，补气血，清湿热，消食积，化痰涎。

【主治】体质虚弱、食欲不振、肌肉消瘦、消化不良、呕吐、泄泻、伤食、痢疾、便秘、黄疸、痰湿、咳嗽、便血及斑疹隐而不透等。

【临床应用】

1. 补脾经能健脾胃，补气血，主治脾胃虚弱、气血不足引起的腹泻、食欲不振、消化不良、肌肉消瘦等，多配合推三关、捏脊、顺运内八卦、摩揉中脘等应用。

2. 清脾经能清热化湿、利痰止呕，主治湿热熏蒸、皮肤发黄、恶心呕吐、腹泻、痢疾等，常配合清天河水、清肺经、揉小天心、推小肠等应用。

3. 清补脾经能和胃消食，增进食欲，用于治疗饮食停滞、脾胃不和引起的胃脘痞滞、反酸纳呆、腹泻、呕吐等，常配伍顺运内八卦、揉板门、分推腹阴阳等应用。

4. 若湿热留恋久而不退或外感发热兼有湿者，可单用本法治疗，清补脾经20～30分钟，至微汗出，效果较好。

5. 小儿脾胃薄弱，不宜攻伐太过，一般情况下，脾经多用补法，体壮邪实者方可用清法。

6. 另外，小儿体虚、疹出不透时，推补本穴，可使瘾疹透出，但手法宜快而重，具有补中有泻之意。

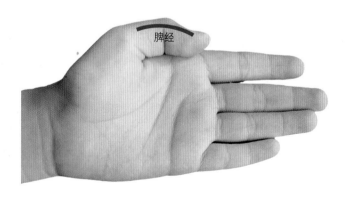

脾经

（二）肝经

【定位】食指末节螺纹面。

【操作】医生左手握住患儿之手，使其手指向上，手掌向外，然后用右手拇指掌面自食指末节指纹起推向指尖，称清肝经，亦称平肝；反之为补，称补肝经。清、补各 100 ～ 500 次。

【作用】平肝泻火，解郁除烦，镇惊息风。

【主治】惊风、目赤、烦躁不安、五心烦热、口苦咽干、头晕头痛、耳鸣。

【临床应用】

1. 清肝经能平肝泻火、息风镇惊、解郁除烦，主治惊风抽搐、烦躁不安、目赤肿痛、五心烦热等，多与清心经、掐揉小天心、补肾经、退六腑合用。

2. 肝经宜清不宜补，若肝虚应补则需补后加清或以补肾经代之，称为滋肾养肝法。

（三）心经

【定位】中指末节螺纹面。

【操作】医生用推法自患儿中指掌面末节指纹起推向指尖，称清心经；反之为补，称补心经。清、补各 100 ～ 500 次。

【作用】清热退心火，补益心血，养心安神。

【主治】五心烦热、口舌生疮、小便赤涩、惊惕不安、心血不足、目眦红赤。

【临床应用】

1. 用清法能清热退心火，治疗心火旺盛而引起的高热面赤、神昏烦躁、口舌生疮、小便短赤、惊风、惊吓等，多与退六腑、清天河水、清小肠等合用。

2. 清心经临床可以用清天河水代替。

3. 补心经可用于气血虚弱、心烦不安、睡卧露睛等，多与补脾经、推三关、揉二马、补肾经等合用。

4. 本穴宜用清法，不宜久用补法，需补时可补后加清，或以补脾经代之，以防扰动心火。

（四）肺经

【定位】无名指末节螺纹面。

【操作】用推法，自无名指掌面末节指纹起推至指尖为清，称清肺经；反之

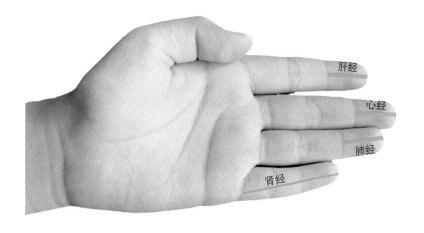

为补，称补肺经。清、补各 100 ～ 500 次。

【作用】宣肺清热，补益肺气，止咳化痰。

【主治】感冒、咳嗽、气喘痰鸣、自汗、盗汗、面白、脱肛、遗尿、大便秘结、麻疹不透。

【临床应用】

1. 清肺经能宣肺清热、疏风解表、止咳化痰，主治感冒发热、咳嗽气喘、痰鸣、鼻干、鼻流浊涕等，多与清天河水、退六腑、运八卦等合用。

2. 补肺经能补益肺气，主治肺气虚损、少气懒言、面白、自汗、盗汗、遗尿、脱肛、大便秘结等，配伍补脾经、推三关、揉二马等。

（五）肾经

【定位】在小指掌面稍偏尺侧，自小指尖直至掌根成一直线。

【操作】用推法，自掌根推至小指尖为补，称补肾经；反之，自指端向指根直推为清，称清肾经。清、补各 100 ～ 500 次。

【作用】滋肾壮阳，温养下元，强壮筋骨，清热利尿。

【主治】先天不足、久病体虚、五更泄泻、遗尿、咳嗽、喘息、癫痫、目赤、膀胱湿热、小便淋浊刺痛。

【临床应用】

1. 补肾经能滋肾壮阳，强壮筋骨，主治先天不足、久病体虚、五更泄泻、久泻、遗尿、喘息等，多与补脾经、揉二马、推三关等合用。

2. 清肾经能清利下焦湿热，主治膀胱蕴热、小便赤涩、腹泻、小儿肾炎等，常配伍掐揉小天心、清小肠、推箕门等。

3. 推脾经、推心经、推肝经、推肺经、推肾经五法统称推五经，专治五脏病变，据脏腑虚实，或用清法，或用补法，灵活应用。

（六）胃经

【定位】在大鱼际桡侧，赤白肉交际处。

【操作】用拇指或食指自掌根推向拇指根，称清胃经；反之为补，称补胃经。清、补各100～500次。

【作用】清中焦湿热，消食和胃，降逆止呕，除烦止咳。

【主治】恶心呕吐、烦渴善饥、呃逆、嗳气、吐血衄血、食欲不振、腹胀、口臭、便秘等。

【临床应用】

1. 清胃经能清中焦脾胃湿热，和胃降逆，泻胃火，除烦止咳。

2. 用于治疗恶心呕吐、呃逆、嗳气、吐血衄血、烦渴善饥、食欲不振等，多与清脾经、揉板门等合用。

3. 补胃经能健脾胃、助运化，常与补脾经、揉中脘、摩腹等配伍。

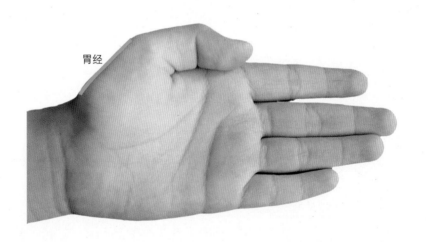

胃经

（七）大肠经

【定位】在食指桡侧缘，由指尖至虎口成一直线。

【操作】医生用右手拇指桡侧面，自指尖直推至虎口为补，称补大肠；反之为清，称清大肠；来回推之，称清补大肠，清、补各100～500次。

【作用】调理肠道，止寒热泻痢，退肝胆之火，通便。

【主治】泄泻、痢疾、便秘、腹痛、脱肛等。

【临床应用】

1. 补大肠能温中止泻、涩肠固脱，主治虚寒腹泻、痢疾、脱肛等，多配伍补脾经、推三关、补肾经等。

2. 若水泻严重时，宜利小便，不可推补本穴，如推补之，则止泻过急，易使患儿呕吐。

3. 清大肠能清热利湿导滞、退肝胆之火，主治湿热滞留肠道、身热腹痛、痢下赤白、大便秘结等，常配合清天河水、分阴阳、清脾经、清肺经等。

4. 清补大肠能调理肠道功能，用于寒热错杂、虚实相兼、便秘、泄泻、腹胀、纳呆等，多与运八卦、清补脾经等合用。

5. 另外，在临床上治疗痢疾、便秘，常用大肠一穴，但需推 30 分钟左右，才能收到较好的效果。

6. 对于急性痢疾里急后重者，应先用清肺经，待里急后重减轻，或消失后，再用本穴。

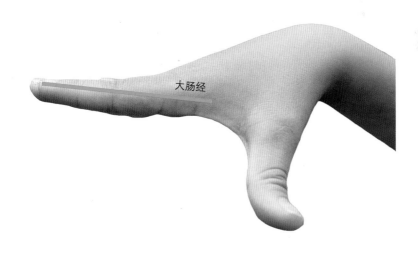

大肠经

（八）小肠经

【定位】在小指尺侧边缘，自指尖至指根成一直线。

【操作】用推法自指尖向指根直推为补，称补小肠；反之为清，称清小肠。清、补各100～500次。

【作用】滋阴补虚，清热利尿，泌别清浊。

【主治】小便赤涩、尿闭、水泻、口舌生疮、午后潮热等。

【临床应用】

1. 本穴多用清法，能清热利尿、泌别清浊，主治小便短赤不利、尿闭、泄泻、口舌生疮等。

2. 若心经有热，移热于小肠，可配合清天河水，以加强清热利尿的作用。

3. 补小肠能滋阴补虚，主治阴虚水亏、小便短赤、下焦虚寒多尿、遗尿等证。

（九）膀胱经

【定位】小指掌面第三节。

【操作】用推法自指尖方向向指根直推为补，称补膀胱；反之为清，称清膀胱。清、补各100～500次。

【作用】利小便，通大便。

【主治】小便短赤不利、大便秘结等。

【临床应用】

1. 推膀胱经能利小便，可治疗小便短赤不利，常与清小肠、推箕门等配伍应用。

2. 推膀胱经又能通大便，常与顺摩腹、推下七节骨、揉龟尾等配合应用。

（十）五经

【定位】五指尖端螺纹处，即脾、肝、心、肺、肾经。

【操作】自大指尖至小指尖依次来回直推，称推五经，推30～50次；自大指尖至小指尖依次掐后继以揉之，称为掐揉五经，掐3～5次。

【作用】调整各脏功能。

【主治】发热、胸闷腹胀、泄泻、四肢掣跳。

【临床应用】

1. 本穴常与相关脏腑经穴相配伍，以治疗相应的病证。

2. 推五经尚可用于治疗 6 个月以内的婴儿之发热，施术时，患儿俯掌且五指并拢，医生一手握持患儿手掌，另一手拇指置于患儿掌背之上，其余四指在掌下对五经进行直推。

（十一）板门

【定位】在手掌大鱼际平面。

【操作】医生用左手托住患儿之左手，用右手拇指或食指指端在大鱼际平面的中点揉，称揉板门；以右手拇指桡侧自拇指根推向腕横纹，称板门推向横纹；以右手拇指桡侧自腕横纹推向拇指根，称横纹推向板门。揉、推各100 ～ 300 次。

【作用】健脾和胃，消食化滞，除腹胀，止吐泻。

【主治】食欲不振、乳食内伤、呕吐、泄泻、腹胀、气喘、嗳气。

【临床应用】

1. 揉板门能健脾和胃、消食化滞、调理气机，主治乳食停积、腹胀腹泻、食欲不振、呕吐、嗳气等，多与推脾经、顺运内八卦、分推腹阴阳等配合应用。

2. 治疗腹泻、呕吐等，可单推本穴，但操作时间宜长。

3. 板门推向横纹能够止泻，治疗脾阳不振、乳食停滞引起的泄泻，多与推大肠、推脾经、推七节骨等配伍应用。

4. 横纹推向板门能止呕，多用于治疗胃气受伤、失于和降所致呕吐，多配合推脾经、推天柱骨、分推腹阴阳、顺运内八卦等应用。

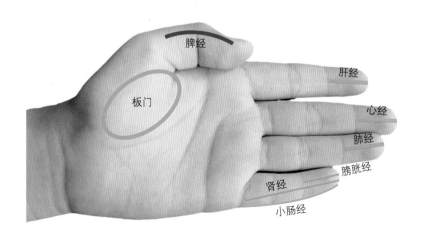

脾经　肝经　心经　肺经　膀胱经　肾经　小肠经　板门

（十二）四横纹

【定位】手掌面，第二至第五指节第一指间关节横纹处。

【操作】以拇指桡侧在四横纹穴左右推，称推四横纹，推 100 ～ 300 次；以拇指甲依次掐，继以揉之，称为掐四横纹，掐 3 ～ 5 次。

【作用】退热除烦，调和气血，消胀散结。

【主治】疳积、腹胀腹痛、气血不和、消化不良、惊风、气喘、口唇破裂。

【临床应用】

1. 掐四横纹能退热除烦，散瘀结；推四横纹能调中行气，和气血，消胀。

2. 治疗胸闷痰喘，常配合顺运内八卦、推肺经、推揉膻中等。

3. 治疗内伤乳食、消化不良、腹胀等，常配伍捏脊、推脾经、揉板门、分推腹阴阳等。

4. 临床上常用毫针或三棱针点刺四横纹，配合捏脊治疗营养不良、泄泻、疳积等，效果亦佳。

（十三）小横纹

【定位】手掌面，第二至第五指掌指关节之横纹处。

【操作】以拇指桡侧自食指或小指的掌指关节横纹处来回推，称推小横纹，推 100 ～ 300 次；以拇指甲依次掐，继以揉之，称掐小横纹，掐 3 ～ 5 次。

【作用】退热，消胀，散结。

【主治】口唇破裂、口疮、腹胀、发热、烦躁等。

【临床应用】

1. 小横纹主要用于腹胀及口唇破裂。

2. 主治脾胃热结、口唇破裂、口疮、腹胀、发热、烦躁等。

3. 脾虚腹胀者，加补脾经、清胃经、清天河水。

4. 另外，推小横纹与揉二马合用，可用于治疗肺部干性啰音。

（十四）掌小横纹

【定位】掌面小指根下，尺侧掌纹头。

【操作】以中指或拇指指端按揉，称揉掌小横纹，揉 100 ～ 500 次。

【作用】清热散结，宽胸宣肺，化痰止咳。

【主治】口舌生疮、流涎、肺炎、百日咳及一切痰壅喘咳。

【临床应用】

1. 揉掌小横纹为治口舌生疮、喘咳的效穴。

2. 尤对婴儿流涎剧烈者，有良效。

3. 对于肝区疼痛者，揉之亦有效。

4. 此外，临床上揉掌小横纹与揉二马合用，可用于治疗肺部湿性啰音。

（十五）肾顶

【定位】小指顶端。

【操作】以拇指或中指端按揉，称揉肾顶，揉 100 ～ 500 次。

【作用】收敛元气，固表止汗。

【主治】自汗、盗汗、解颅等。

【临床应用】

1. 肾顶为止汗要穴。对自汗、盗汗、大汗淋漓等汗出，均有良效。

2. 阴虚盗汗者，常配伍揉二马、补肾经等应用。

3. 气虚自汗者，常配伍补脾经、补肺经、按揉气海等应用。

（十六）肾纹

【定位】手掌面，小指第二指间关节横纹处。

【操作】以中指或拇指指端揉，称揉肾纹，揉 100 ～ 500 次。

【作用】祛风明目，散结热。

【主治】目赤肿痛、鹅口疮、热毒内陷、高热惊厥、瘀结不散等。

【临床应用】

揉肾纹能够祛风明目、散结热，主治目赤肿痛及热毒内陷、郁热不散所致的高热、呼吸气凉、四肢逆冷、鹅口疮等，常配伍清天河水、揉小天心、退六腑、分推腹阴阳等。

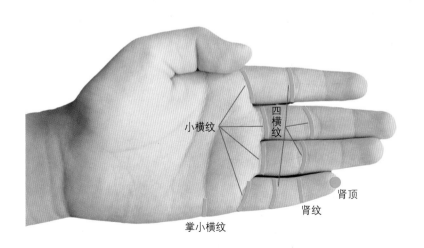

（十七）内劳宫

【定位】掌心中，屈指当中指指尖之中点。

【操作】以拇指甲掐揉，称掐揉内劳宫，掐 3 ～ 5 次；以中指端作运法，称运内劳宫，揉运 100 ～ 300 次。

【作用】清热除烦，息风凉血。

【主治】发热、烦渴、口疮、便血、齿龈糜烂、虚烦内热。

【临床应用】

1. 本穴属心包络，能够清热除烦，息风凉血，为清热除烦的效穴，主治发热、五心烦热、口舌生疮、烦渴、齿龈糜烂、便血等，多与清天河水、掐揉小天心等配伍应用。

2. 临床施术时在内劳宫穴滴一滴凉水，用口边吹边揉，可增强清热之效力。

（十八）小天心

【定位】掌根，大小鱼际交界凹陷中。

【操作】以拇指或中指指端揉，称揉小天心，揉 100 ～ 300 次；以拇指甲掐，称掐小天心，掐 5 ～ 20 次；以中指指尖或屈曲的指间关节捣，称捣小天心，捣 5 ～ 20 次。

【作用】清热，镇惊，利尿，明目。

【主治】惊风、抽搐、夜啼不安、小便赤涩、目赤肿痛、口舌生疮、目斜视等。

【临床应用】

1. 本穴性寒，为清心安神之要穴。治疗心经有热、惊风、夜啼等，常配伍清天河水、揉二马、清肝经等。

2. 治疗心经热盛、移热于小肠出现的口舌生疮、小便赤涩等，多与清天河水、清小肠、揉二马等配合应用。

3. 掐、捣小天心可治疗斜视，若眼上翻者则向下掐、捣；右眼斜视者向左掐、捣；左斜视者向右掐、捣。

4. 另外，揉小天心对新生儿硬皮症、黄疸、遗尿、水肿、痘疹欲出不透者亦有效。

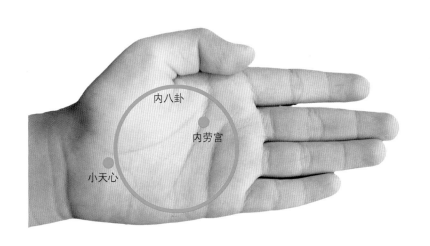

（十九）内八卦

【定位】以掌中心为圆心，从圆心至中指根横纹的 2/3 为半径，画一圆圈，八卦穴即在此圆圈上，共八个方位，即乾、坤、坎、离、震、巽、艮、兑，其中与小天心相对者为坎，与中指根相对者为离，在拇指侧离至坎半圆的中点为震，在小指侧半圆的中点为兑。

【操作】用拇指指面自乾向坎运至兑为一遍，在运至离时轻轻而过，称顺运内八卦，又称运八卦。若从兑卦运至乾卦，称为逆运内八卦。运 100 ～ 500 次，掐运 7 ～ 14 次。

【作用】宽胸理气，止咳化痰，行滞消食，降气平喘。

【主治】胸闷、咳嗽、气喘、呕吐、泄泻、腹胀、食欲不振、呃逆、发热、恶寒、惊惕不安等。

【临床应用】

1. 顺运八卦能宽胸理气、止咳化痰、行滞消食，主治胸闷、咳嗽、气喘、呕吐、泄泻、腹胀、食欲不振等，常配伍推脾经、掐揉四横纹、揉板门、推揉膻中、分推腹阴阳等。

2. 逆运八卦能降气平喘，用于痰喘呕吐等，多与推天柱骨、推揉膻中、分推肩胛骨等合用。

3. 临床上分运八卦常与顺运或逆运八卦合用。乾震顺运能安魂，巽兑顺运能定魂，离乾顺运能止咳，坤坎顺运能清热，坎巽顺运能止泻，巽坎逆运能止呕，艮离顺运能发汗，揉艮宫能健脾消食。

（二十）运土入水

【定位】手掌面，大指根至小指根，沿手掌边缘一条弧形曲线。

【操作】以拇指螺纹自拇指根沿手掌边缘，经小天心运至小指根，称运土入水，运 100 ～ 300 次。

【作用】清脾胃湿热，利尿止泻。

【主治】少腹胀满、小便赤涩、泄泻等。

【临床应用】

1. 运土入水常用于新病、实证。有清脾胃湿热之功，治疗湿热内蕴而致的少腹胀满、小便赤涩等，常配伍清脾经、清胃经等。

2. 运土入水又能利尿止泻，常配伍清小肠、推箕门等以加强疗效。

（二十一）运水入土

【定位】手掌面，小指根至大指根，沿手掌边缘一条弧形曲线。

【操作】以拇指螺纹面自小指根沿手掌边缘，经小天心运至大指根，称运水入土，运 100 ～ 300 次。

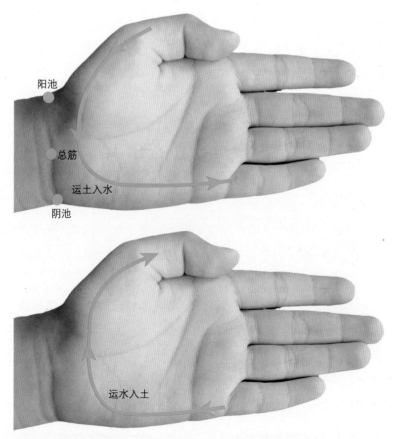

阳池

总筋

运土入水

阴池

运水入土

【作用】健脾润燥。

【主治】消化不良、腹泻、腹胀、便秘等。

【临床应用】

运水入土常用于久病、虚证，有健脾助运化、润燥通大便之功，治疗脾胃虚弱而致消化不良、腹泻、腹胀等，常配伍补脾经、补大肠、揉板门、推七节骨等。

（二十二）阴阳

【定位】仰掌，腕掌横纹。近拇指端称阳池，近小指端称阴池。

【操作】以两拇指自腕掌横纹中点（总筋）向两旁分推，称分推大横纹，又称分阴阳；自两旁（阴池、阳池）向总筋合推，称合阴阳，分、合各 30 ～ 50 次。

【作用】平衡阴阳，调和气血，行滞消食，化痰散结。

【主治】寒热往来、腹泻、呕吐、食积、身热不退、烦躁不安、惊风、抽搐、痰涎壅盛、胸闷、喘嗽等。

【临床应用】

1. 分阴阳能平衡阴阳、调和气血、行滞消食，用于阴阳不调、气血不和所致寒热往来、烦躁不安、腹胀、腹泻、呕吐、痢疾、乳食停滞等。

2. 实热证，阴池宜重分；虚寒证，阳池宜重分。

3. 分阴阳能化痰散结，主治痰结喘嗽、胸闷等，可配伍揉肾纹、清天河水等清热散结之法。

（二十三）总筋

【定位】掌腕横纹中点。

【操作】以拇指或中指指端揉，称揉总筋，揉 100 ～ 300 次；以拇指甲掐，称掐总筋，掐 3 ～ 5 次。

【作用】清心热，止痉，通调周身气机。

【主治】口舌生疮、潮热、夜啼、牙痛、惊风抽搐等。

【临床应用】

1. 揉总筋能清心热，散结，通调周身气机，主治口舌生疮、潮热、夜啼、牙痛等，对实热、潮热皆有效，常配伍清天河水、清心经等以加强清热之力。

2. 掐总筋能止痉定惊，治疗惊风、四肢抽掣等。

（二十四）少商

【定位】拇指桡侧缘，距指甲角约 0.1 寸。

【操作】用拇指甲重掐之，称掐少商，掐 5 ～ 20 次。

【作用】清热利咽，开窍。

【主治】发热、咽喉肿痛、昏迷、窒息、心烦、咳嗽、癫狂等。

【临床应用】

1. 少商穴为手太阴肺经井穴，能清热利咽、开窍。

2. 主治发热、咽喉肿痛、咳嗽等，常与清肺经、推天柱骨等配合应用。

3. 治疗昏迷、癫狂、窒息等，可与掐人中、掐老龙、掐十宣等合用，以加强开窍之功。

（二十五）商阳

【定位】手食指桡侧端，距指甲角约 0.1 寸。

【操作】以拇指甲重掐，称掐商阳，掐 5 ～ 20 次。

【作用】清热利咽。

【主治】发热、咽喉肿痛、耳鸣耳聋、面肿、口干、喘咳等。

【临床应用】本穴为手阳明大肠经的井穴，有清热利咽之功，主治发热、咽喉肿痛、耳鸣耳聋等，临诊时，常可与清肺经、清天河水等配伍应用。

（二十六）皮罴

【定位】拇指尺侧，大指甲根旁约 1 分许。

【操作】以大指甲重掐，继以揉之，称掐皮罴，掐 3 ～ 5 次。

【作用】降气平喘，醒神。

【主治】哮喘、神迷等。

【临床应用】

1. 本穴能降气平喘，可用于治疗哮喘等，多重掐揉本穴，同时配伍揉肺俞、分推肩胛骨、推揉膻中等，以加强平喘的作用。

2. 可与掐人中、掐老龙、掐十宣等合用，取其醒神开窍之功，治疗昏迷等。

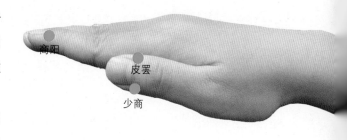

（二十七）老龙

【定位】中指背，距指甲根中点 1 分许。

【操作】以拇指甲掐，称掐老龙，掐 5 次，或醒后即止。

【作用】开窍醒神。

【主治】急惊暴死、昏迷不醒、高热抽搐等。

【临床应用】

1. 掐老龙能够开窍醒神，主要用于急救，主治急惊风、高热抽搐、昏迷不省人事等，临床常与掐人中、掐十宣、掐皮罢等合用。

2. 对于急惊暴死，掐之知痛有声者易治，不知痛而无声者，一般难治。

（二十八）威灵

【定位】手背，外劳宫旁，第二、三掌骨交缝处。

【操作】以拇指甲掐，继以揉之，称掐威灵，掐 5 ～ 10 次。

【作用】开窍，醒神，镇惊。

【主治】急惊暴死、昏迷不醒、头痛等。

【临床应用】

1. 掐威灵能够开窍醒神，主要用于急救，常与掐人中、掐十宣、掐老龙、掐皮罢等配伍应用。

2. 对于急惊暴死、昏迷不醒者，掐之有声则易治，掐之无声则难治。

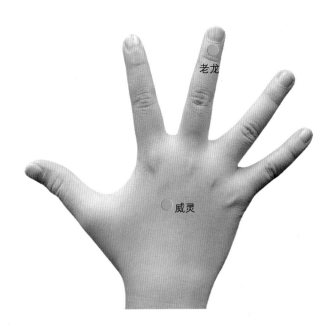

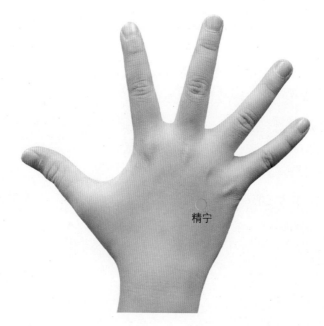

精宁

（二十九）精宁

【定位】手背第四、五掌骨歧缝中。

【操作】以拇指甲掐，继以揉之，称掐精宁，揉 100～500 次，掐 3～5 次。

【作用】行气，破结，化痰。

【主治】痰食积聚、气吼痰喘、干呕、疳积、惊厥等。

【临床应用】

1. 掐、揉精宁能够祛痰涎、消痞积，临床除用于治疗痰湿积聚、干呕、疳积等，还可用于急救，治疗急惊昏厥，多与掐威灵合用，以加强开窍醒神之作用。

2. 因本穴行气消坚之力较强，故虚者慎用，若需应用，多与补脾经、补肾经等合用，以免损伤元气。

（三十）五指节

【定位】掌背五指第一指间关节。

【操作】用拇指甲掐，称掐五指节，掐 3～5 次；用拇、食指揉搓，称揉五指节，揉搓 20～50 次。

【作用】安神镇惊，祛风化痰，通窍。

【主治】惊风、咳嗽风痰、吐涎、惊惕不安、口眼㖞斜等。

【临床应用】

1. 掐、揉五指节能通关窍、安神镇惊，主治惊惕不安、惊风等，多配合清肝经、掐老龙、捣揉小天心等应用。

2. 揉五指节能祛风痰，主治胸闷、痰喘、咳嗽、吐涎等，多配伍顺运内八卦、推揉膻中、分推肩胛骨、揉乳根乳旁等。

3. 捻搓五指节可治疗扭挫伤引起的关节肿痛、屈伸不利等。

4. 经常搓揉五指节可增强小儿智力，用于小儿保健。

（三十一）十宣

【定位】手十指尖端，距指甲游离缘 0.1 寸，左右共十穴。

【操作】以拇指甲依次掐，称掐十宣，掐 3 ～ 5 次，或醒后即止。

【作用】清热，醒神，开窍。

【主治】高热惊风、抽搐、昏厥、烦躁不安、两目上视、神呆等。

【临床应用】

1. 掐十宣能够清热、醒神、开窍，主要用于急救。

2. 治疗高热惊风、抽搐、昏厥、烦躁不安等，多与掐人中、掐老龙、掐少商等合用。

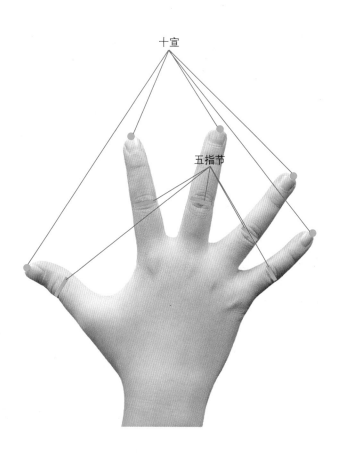

（三十二）左端正

【定位】中指桡侧，指甲根旁1分许。

【操作】以拇指甲掐，称掐左端正，掐3～5次；以拇指端揉，称揉左端正，揉50～100次。

【作用】升提中气，止泻痢。

【主治】痢疾、霍乱、水泻、眼右斜视。

【临床应用】

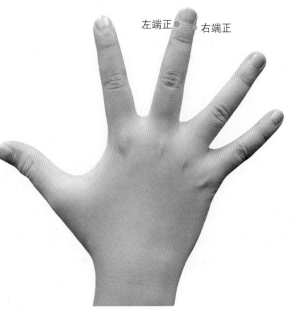

左端正　右端正

1. 揉左端正能够升提中气、止泻痢，用于治疗痢疾、水泻等，多配伍推脾经、推大肠、推上七节骨等。

2. 掐左端正能醒神开窍，主治惊风，多与清肝经、掐人中、掐老龙等合用。

（三十三）右端正

【定位】中指尺侧，指甲根旁1分许。

【操作】以拇指甲掐，称掐右端正，掐3～5次；以拇指端揉，称揉右端正，揉50～100次。

【作用】止呕吐，降逆，止血。

【主治】鼻出血、呕吐、眼左斜视。

【临床应用】

1. 揉右端正能够降逆、止呕吐，主治胃气上逆所致的恶心呕吐，常与顺运内八卦、横纹推向板门、推脾经等合用。

2. 掐右端正还可用于小儿惊风，常与掐老龙、清肝经等配伍。

3. 本穴对鼻衄有良效，用细绳由中指第三节横纹起扎至指端（不可过紧），扎好后让患儿静卧。

4. 掐右端正还能开窍醒神，可用于急救。

（三十四）上马

【定位】手背无名指及小指掌指关节后凹陷中。

【操作】以拇指甲掐，继以揉之，称掐上马，掐 3 ～ 5 次；以拇指或中指揉，称揉上马，揉 100 ～ 500 次。

【作用】补肾滋阴，顺气散结，利水通淋。

【主治】小便赤涩、腹痛、淋证、脱肛、遗尿、消化不良、喘促、牙痛等。

【临床应用】

1. 上马（也称二马）为补肾滋阴的要穴，主治阴虚阳亢、潮热盗汗、烦躁、小便赤涩、牙痛、久病体虚、睡时磨牙等，常与其他补脾经、补肾经等补益穴合用。

2. 揉二马对小便闭塞疗效显著，常与推小肠、推箕门等合用。

3. 另外，揉二马可治疗体质虚弱、肺部有啰音患儿，干性啰音者，可配揉小横纹；湿性啰音，配揉掌小横纹，多揉有效。

（三十五）二扇门

【定位】手背中指本节两旁凹陷中。

【操作】用两拇指指端或食、中指指端揉，称揉二扇门，揉 100 ～ 500 次；以两拇指甲掐，继以揉之，称掐二扇门，掐 3 ～ 5 次。

【作用】发汗透表，退热平喘。

【主治】伤风、感冒、发热无汗、痰喘气粗、急惊风、口眼㖞斜等。

【临床应用】

1. 二扇门为发汗效穴，主治伤风、感冒、发热无汗等。

2. 如欲发汗，必先掐心经与内劳宫，再重揉太阳，然后掐本穴 300 次左右，至患儿头部及前后身微汗出即可。

3. 因该穴性温，发散之力强，易耗伤阳气，故对体虚患儿慎用。若需用时，必先固表（补脾经、补肾经、揉肾顶），然后再用汗法，操作时要稍用力，速度宜快。

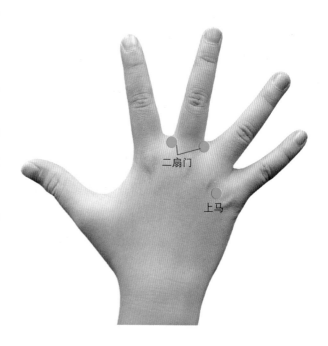

二扇门

上马

（三十六）外八卦

【定位】掌背外劳宫周围，与内八卦相对。

【操作】以拇指做顺时针方向掐运，称运外八卦，掐 100 ～ 300 次。

【作用】宽胸理气，通滞散结。

【主治】胸闷、腹胀、便秘等。

【临床应用】运外八卦能宽胸理气、通滞散结，临床上主要与摩腹、推揉膻中等合用，治疗胸闷、腹胀、便秘等。

（三十七）外劳宫

【定位】手背，与内劳宫相对。

【操作】用中指指端揉，称揉外劳宫，揉 100 ～ 300 次；用拇指甲掐，称掐外劳宫，掐 3 ～ 5 次。

【作用】温阳散寒，升阳举陷，发汗解表。

【主治】腹痛肠鸣、泄泻、痢疾、遗尿、脱肛、咳嗽、气喘、风寒感冒、鼻塞流涕等。

【临床应用】

1. 本穴性温，既能温阳散寒、升阳举陷，又能发汗解表。主治一切寒证，外感、内伤皆适宜。

2. 临床常用于治疗外感风寒、鼻塞流涕、脏腑积寒、完谷不化、腹痛肠鸣、泄泻、痢疾、疝气等。

3. 治疗遗尿、脱肛，多与补脾经、补肾经、揉二马等配合使用。

4. 小儿手背皮肤娇嫩，操作不慎易损伤皮肤，治疗时应予注意。

（三十八）一窝风

【定位】腕背横纹中央凹陷处。

【操作】以中指或拇指指端按揉，称揉一窝风，揉 100 ～ 300 次。

【作用】温中行气，宣通表里，止痹痛，利关节。

【主治】腹痛、伤风感冒、急慢惊风、关节屈伸不利。

【临床应用】

1. 本穴的主要功效是止腹痛，对于因受凉、食积等各种原因引起的腹痛，均可用之来治疗。

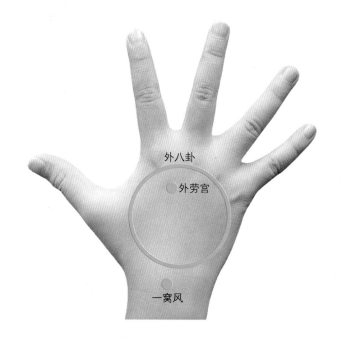

2. 另外，本穴还具有温通经络的作用，对于风湿性关节炎，也有一定的作用。

3. 本穴与二扇门、外劳宫皆能温阳散寒，但一窝风主治腹痛，又能祛经络之寒以治痹痛；外劳宫主要用于脏腑积寒与气虚下陷之证；二扇门主要用于外感风寒无汗。

（三十九）膊阳池

【定位】前臂背侧，一窝风上 3 寸。

【操作】右手拇指甲掐，继以揉之，称掐膊阳池，掐 3 ～ 5 次；以中指端揉，称揉膊阳池，揉 100 ～ 500 次。

【作用】疏风解表，通利二便。

【主治】大便秘结、小便赤涩、感冒头痛。

【临床应用】本穴为治大便秘结之效穴，对于小便赤涩、感冒头痛，可配伍其他相应的穴位进行治疗。

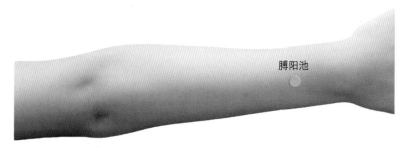

（四十）天河水

【定位】前臂内侧正中，自腕横纹至肘横纹成一直线。

【操作】用食、中二指指腹从腕横纹起，推至肘横纹，称清天河水；自内劳宫推至肘横纹，称大推天河水；以凉水滴于大横纹上，用食、中二指指腹慢慢推至洪池，后以四指拍之，并用口吹气于天河穴透之，称引水上天河；先运内劳宫，再以食中指顶端交替或一起自总筋、内关、间使、沿天河打至洪池 5～20 遍，称打马过天河，各 100～500 次。

【作用】清热解表，泻心火，除烦躁，润燥结。

【主治】一切热证。外感发热、内热、潮热、烦躁不安、口渴、弄舌、惊风、口舌生疮、咳嗽、痰喘、咽痛等。

【临床应用】

1. 天河水性微凉，能清热解表，治疗感冒、发热、头痛、恶风、汗出、咽痛等，常与四大手法配合使用。

2. 清天河水清热而不伤阴，善清卫分、气分之热，虚热、实热皆可用。

3. 治疗五心烦热、烦躁不安、惊风、口舌生疮、弄舌、重舌等，可配合清心经、清肝经等。

4. 清天河水较平和，大推天河水作用大于清天河水，引水上天河作用大于大推天河水，打马过天河只用于实热病症。

（四十一）三关

【定位】前臂桡侧，腕横纹至肘横纹成一直线。

【操作】用食中二指并拢，自桡侧腕横纹起推至肘横纹处，称推三关，推 100～500 次。

【作用】温阳散寒，益气活血。

【主治】腹痛腹泻、畏寒、四肢乏力、病后体虚、斑疹白、疹出不透及风寒感冒等一切虚、寒病症。

【临床应用】

1. 三关性温，能补养气血、温补下元，治疗气血虚弱、命门火衰、下元虚冷、身体虚弱、四肢厥冷、面色无华、食欲不振、疳积、吐泻等阳气不足、气血亏虚证，多配伍补脾经、补肾经、揉二马、运八卦等。

2. 推三关又能益气活血、温阳散寒、发汗解表，可治疗疹毒内陷、瘾疹不出、黄疸、阴疸、感冒恶寒等，常配伍推脾经、清肺经、运八卦、掐二扇门等。

3. 实证若用推三关，手法宜快而有力。

（四十二）六腑

【定位】在前臂尺侧自肘关节至掌根成一直线。

【操作】以食、中二指指腹自肘关节推至掌根，称退六腑，推 100 ～ 500 次。

【作用】清热，凉血，解毒。

【主治】高热、烦渴、惊风、鹅口疮、木舌、重舌、咽痛、疬腮、大便秘结、热痢、肿毒等一切实热证。

【临床应用】

1. 六腑性寒大凉，善清营、血分热，功专清热凉血解毒，对脏腑郁热积滞、壮热苔黄、口渴咽干、疬腮、肿毒、大便干燥等实热证均可用。退六腑与补肺经合用止汗效果较好。退六腑与推三关为大凉大热要穴，可单用，亦可两穴合用。

2. 若患儿阳气不足、下元虚冷、久泻等可单用推三关。若高热烦渴、大便干燥等可用退六腑。两穴合用能平衡阴阳，防止大凉、大热伤其正气。

3. 如寒热夹杂以热为主，则退六腑与推三关次数之比为三比一；若以寒为主，则退六腑与推三关次数比为一比三。推数相等则能调和阴阳。

（四十三）洪池

【定位】肘关节内侧，肘横纹中点。

【操作】医生以一手拇指按于穴位上，一手拿其四指摇之，称按摇洪池，按摇 5 ～ 10 次。

【作用】调和气血，通调经络。

【主治】气血不和、关节痹痛。

【临床应用】

1. 按摇洪池可以调和气血、通调经络，主要用于治疗关节疼痛，常配合按揉局部和相关穴位。

2. 可治疗气血不和病证，常与分推手阴阳、顺运内八卦等相伍而用。

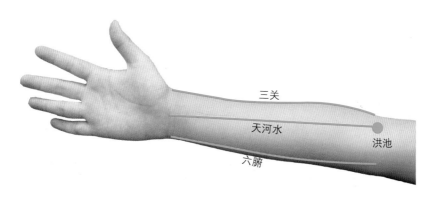

（四十四）肘

【定位】肘关节尺骨鹰嘴处。

【操作】医生以左手拇、食、中三指托患儿肘部，以右手拇、食二指插入虎口，同时用中指按小鱼际中点（天门穴），然后曲患儿之手，上下摇之，称摇肘，摇 20 ～ 30 次。

【作用】通络活血，顺气生血，化痰。

【主治】气血不和、痹痛、痞块、痰嗽、急惊等。

【临床应用】本穴多与其他穴位配合应用，一般不单用。

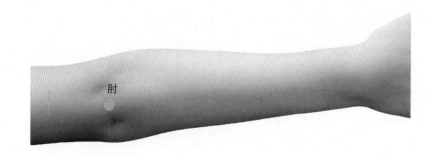

肘

四、下肢部穴位

（一）箕门

【定位】大腿内侧，髌骨内上缘至腹股沟中点成一直线。

【操作】以食、中二指并拢的指面自髌骨内侧上缘推至腹股沟，称推箕门，推 100 ～ 500 次。

【作用】利尿，清热。

【主治】尿潴留（癃闭）、水泻、小便赤涩不利等。

【临床应用】

1. 推箕门性平和，有较好的利尿作用。

2. 治疗尿潴留，多与按揉丹田、点按中极、按揉三阴交等配合使用。

3. 治疗小便赤涩不利，可配伍清心经、清小肠等。

4. 治疗水泻，可配伍清小肠、推七节骨等，有利小便以实大便之效。

（二）百虫

【定位】膝上内侧，股骨内缘，血海上 1 寸。

【操作】以拇指按，称按百虫；以拇指指端揉，称揉百虫；拿之，称拿百虫。

【作用】通经活络，止抽搐。

【主治】四肢抽搐、下肢痿痹不用等。

【临床应用】

1. 按揉百虫能通经络、止抽搐，主要治疗下肢瘫痪及痹痛等，常与按揉足三里、拿委中、按揉承山等配合应用。

2. 治疗惊风抽搐，多与清肝经、掐人中等配伍应用。

（三）膝眼

【定位】在膝盖骨之下两旁凹陷中。

【操作】以拇、食指相对用力拿，继以揉之，称拿膝眼，拿 5 ～ 10 次；按揉之，称揉膝眼，揉 30 ～ 50 次。

【作用】止惊，通络。

【主治】惊风抽搐、下肢痿软、膝关节疼痛及功能障碍等。

【临床应用】

1. 按揉膝眼能息风止惊、通经活络，配合拿委中、揉承山等治疗下肢痿软无力。

2. 与清肝经、掐人中等合用，可治惊风抽搐，还可用于因风寒所致的膝痛及膝关节扭挫伤。

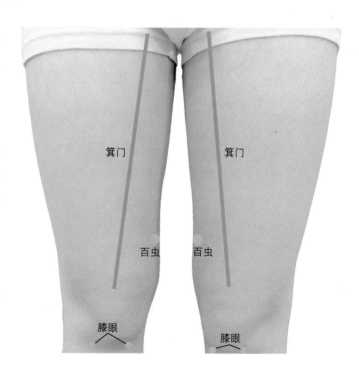

（四）足三里

【定位】外侧膝眼下 3 寸，胫骨外侧约一横指处。

【操作】以拇指指端按揉，称为揉足三里，揉 30 ～ 50 次。

【作用】健脾胃，助运化，疏调胃肠功能，强壮身体。

【主治】腹胀、腹痛、腹泻、呕吐、食欲不振、下肢痿软等。

【临床应用】

1. 按揉足三里能健脾和胃、调中理气，多用于消化道疾患。

2. 治疗呕吐，常配伍推天柱骨、横纹推向板门、按揉天突等。

3. 治疗脾虚腹泻，常配伍补大肠、推上七节骨、捏脊等。

4. 另外，按揉足三里也可用于小儿保健。

（五）丰隆

【定位】外踝尖上 8 寸，胫骨前缘外侧 1.5 寸。

【操作】用拇指或中指指端揉，称揉丰隆，揉 30 ～ 50 次。

【作用】化痰平喘，和胃降逆。

【主治】痰鸣气喘、咳嗽、呕吐等。

【临床应用】揉丰隆能和胃气、化痰湿，主治痰涎壅盛、咳嗽气喘、呕吐等，常配伍推揉膻中、顺运内八卦、横纹推向板门、推天柱骨等合用。

（六）前承山

【定位】外膝眼下 8 寸（上巨虚下 2 寸），距胫骨前嵴 1 横指。

【操作】以拇指甲掐，称掐前承山，掐 3 ～ 5 次；拿之，称拿前承山，拿 0.5 或 1 分钟或 3 ～ 5 次；以拇指指端揉，称揉前承山，揉 50 ～ 100 次。

【作用】息风止惊，舒筋通络。

【主治】惊风、下肢抽搐。

【临床应用】

1. 本穴主治抽搐。常与拿委中、揉承山、按百虫、掐解溪等合用，治疗角弓反张、下肢抽搐。

2. 揉前承山能通经活络、纠正畸形，与揉解溪相配合，可治疗小儿麻痹症、肌肉萎缩无力、马蹄内翻足等。

（七）解溪

【定位】踝关节前横纹中点，两筋之间凹陷中。

【操作】以拇指指端揉，称揉解溪；以拇指甲掐，称掐解溪。

【作用】舒筋活络，解痉，止吐泻。

【主治】踝关节伤筋、踝关节屈伸不利、惊风及吐泻等。

【临床应用】本穴主要用掐法，对惊风、吐泻及踝关节功能障碍有效。

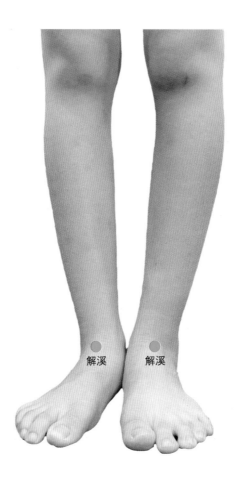

（八）止痢

【定位】下肢内侧，当阴陵泉与三阴交连线的中点，按之有压痛处。

【操作】以拇指端揉，称揉止痢，揉 100 ～ 300 次；拿之，称拿止痢，拿 5 ～ 10 次。

【作用】止泻痢。

【主治】腹泻、痢疾、腹痛等。

【临床应用】

1. 本穴功专止泻痢。治疗赤白痢疾、腹泻、腹痛等热性痢疾，常配伍清脾经、顺时针摩腹、揉脐、推下七节骨。

2. 对于久痢体虚者，常补脾经、推上七节骨、逆时针摩腹、揉脐等配合应用。

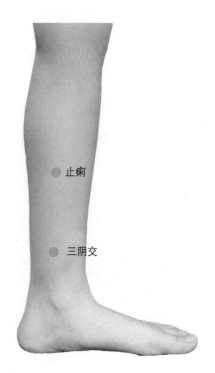

（九）三阴交

【定位】内踝尖直上 3 寸。

【操作】用拇指或食指指端按揉，称按揉三阴交，按揉 100 ～ 200 次。

【作用】通经活络，通调水道，健脾利湿。

【主治】癃闭、遗尿、小便频数、短赤不利、下肢痹痛、惊风、消化不良。

【临床应用】

1. 按揉三阴交能通血脉、活经络、疏下焦、利湿热、通调水道、健脾胃、助运化，主治泌尿系统疾病，如遗尿、癃闭、小便短赤不利等，多与推箕门、清小肠、揉丹田等合用。

2. 治疗下肢痹痛等，可与揉足三里、按揉承山等合用。

（十）大敦

【定位】足大趾末节外侧，距趾甲角 0.1 寸。

【操作】用拇指甲掐，称掐大敦，掐 5 ～ 10 次；用指端揉，称揉大敦，揉 30 ～ 50 次。

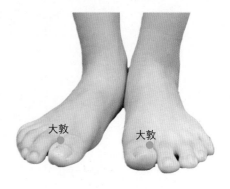

【作用】解痉息风。

【主治】惊风、四肢抽搐等。

【临床应用】本穴主治惊风、四肢抽搐，常与掐十宣、掐老龙等合用。

（十一）委中

【定位】腘窝中央，两大筋之间。

【操作】以拇、食指指端提拿钩拨腘窝中筋腱，称拿委中，拿3～5次。

【作用】止惊，通络。

【主治】惊风抽搐、下肢痿软无力、腰背及下肢疼痛等。

【临床应用】

1. 本穴用拿法能止抽搐，可配合揉膝眼、阳陵泉、承山等治疗下肢痿软无力、疼痛等。

2. 用捏挤法至局部瘀斑，可治疗中暑、痧证等。

（十二）后承山

【定位】腓肠肌腹下凹陷中。

【操作】以拇、食二指提拿，称拿后承山，拿5～10次；以指端揉，称揉后承山，揉50～100次。

【作用】止抽搐，通经络，发汗平喘，催眠。

【主治】腿痛转筋、下肢痿软、气喘、不寐。

【临床应用】

1. 该穴能止抽搐、通经络，与拿委中配合，可治疗惊风抽搐、下肢痿软、腿痛转筋。

2. 拿后承山有催眠作用，可治小儿不寐或夜寐不安。

3. 临床上小儿大便秘结时，可下推后承山；腹泻者可上推后承山。

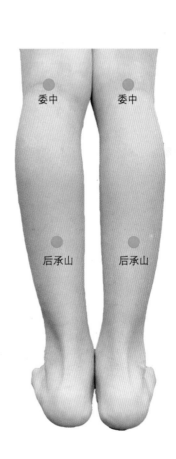

（十三）仆参

【定位】足跟，外踝后下方，跟骨外侧，赤白肉际处。

【操作】拿之，称拿仆参；掐之，称掐仆参，拿、掐各 3 ～ 5 次，或醒后即止。

【作用】开窍安神，益肾健骨，舒筋活络。

【主治】昏厥、惊风、腰痛、足跟痛、霍乱转筋、足痿不收等。

【临床应用】

1. 拿仆参能益肾、舒筋，常与拿委中配合治疗腰痛，与拿承山合用可治疗霍乱转筋、足痿不收。

2. 治疗癫狂痫、昏厥，可与掐人中、掐十宣等相配。

（十四）昆仑

【定位】外踝后缘与跟腱内侧的中间凹陷处。

【操作】以拇指甲掐，称掐昆仑，掐 3 ～ 5 次；以拇、食指相对用力拿，称拿昆仑，拿 0.5 ～ 1 分钟或 3 ～ 5 次。

【作用】解肌通络，止惊。

【主治】头痛、项强、惊风、腰痛、足跟痛等。

【临床应用】

1. 掐昆仑治疗头痛、项强，与拿委中、拿承山配合治疗腰痛。

2. 与拿仆参配合可治足内翻、足跟痛。

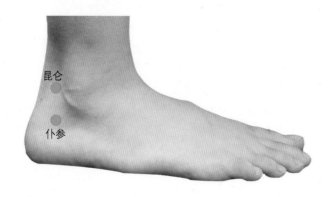

（十五）涌泉

【定位】位于足底，屈趾，足掌心前正中凹陷中。

【操作】用拇指指腹向足大趾方向直推，称推涌泉；用指端揉，称揉涌泉，推、揉各 50 ～ 100 次。

【作用】滋阴，退热。

【主治】发热、呕吐、腹泻、五心烦热。

【临床应用】

1. 推涌泉能引火归原、退虚热，治疗阴虚火旺、五心烦热、夜啼等，可配伍揉二马、运内劳宫、补肾经等。

2. 若与清天河水、退六腑配合，亦可用于实热证。

3. 揉涌泉能止吐泻，左揉止吐，右揉止泻。

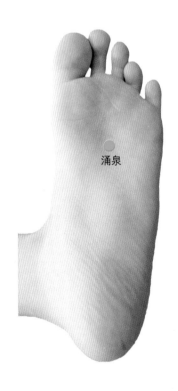

涌泉

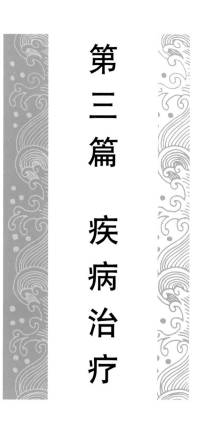

第三篇 疾病治疗

第一节 内科疾病

一、发热

【概述】

发热是指体温高于正常标准。它是儿科临床最为常见的症状之一，可见于许多种急性、慢性病变。发热会使患儿体内产生一系列相应的变化，如不及时处置，会造成严重的并发症，而按摩具有良好的降温效果。

【临床表现】

发热是儿童最常见的就诊原因之一，常伴寒战、四肢酸痛、头痛烦躁、食欲下降等全身不适症状。临床常见证型：

1. 外感发热

（1）表证发热：发热伴恶寒。无论感受什么性质的病邪，均伴有不同程度之恶寒。

（2）半表半里发热：发热与恶寒交替出现。

（3）里证发热：发热不恶寒，但恶热。常见有壮热（高热，多为气分热炽）；身热不扬（发热，初摸肌肤不热，而越摸越热，多为湿热蕴结）；潮热（发热呈周期性热至或热甚，多为实热、湿热或阴虚发热）；骨蒸劳热（低热，但热有由内向外蒸腾发散之感，多为阴虚发热）等。

2. 内伤发热

（1）食积发热：发热伴手足心热。

（2）气郁发热：发热多由情志不遂而引发。

（3）阴虚发热：慢性久病、气虚、阳虚、血虚、阴虚都可致热，多为低热，亦可见高热。

【诊断标准】

体温高于37℃（也有人认为小儿有许多生理性致热因素，故体温之常态就较成人为高，则应以体温高于37.5℃为发热的标志）。

低热：37℃（37.5℃）～38℃。

中度发热：38.1℃～39℃。

高热：39.1℃～40.40℃。

超高热：高于40.5℃。

体温过低：低于35℃。

【治疗】

发热的处理原则为泄热除热。临床还要根据所发病证，配以相应的辨证施治，如清热解表、清热消食、清热祛瘀、清热补虚等。

[基本手法]

1. 头面四大手法，推桥弓。

2. 清天河水，双拇指交替点压内关至郄门。

3. 从阴陵泉至三阴交行推法，再交替点压。上下搓足心。

4. 患儿俯卧位，下推天柱骨，自上而下推脊柱。于督脉及膀胱经行揪痧法，重点在大椎、肺俞、心俞、肝俞挤痧。

视频 3-1-1
推脊、揪痧

[随证加减手法]

1. 外感发热：患儿坐位低头，在其风池、风府、天柱、风门、肺俞等穴处行搓擦法，清肺经，点揉二扇门、双侧曲池穴。

2. 内伤发热

（1）食积发热：揉板门、推四缝、退六腑、揉摩胃脘，点揉中脘、天枢、足三里等穴。

（2）气郁发热：从剑突向两侧沿肋弓行分推法，点按期门、章门穴。

（3）阴虚发热：取天河水，揉二马，重点操作阴陵泉至三阴交一线。

【注意事项】

1. 施术毕，患儿汗出较多时，注意补水，防风寒。

2. 退热手法可于两小时后再次施用。

二、感冒

【概述】

感冒，又称上呼吸道感染，是小儿最常见的疾病。它是由病毒、细菌等病原体侵犯鼻、鼻咽和咽部所导致的以恶寒、发热、鼻塞、流涕、咽痛、咳嗽为主证的疾病。病原体初犯人体，以侵犯呼吸道上部为主，故称之为"上感"，但亦可涉及喉、气管、口腔、鼻窦、中耳、淋巴结等周围组织器官，使病变迁延、加重，或引起其他并发症。对于某些体质较弱的儿童，可频发上感，并对儿童体质造成较严重的损害，所以应予及时治疗。按摩治疗感冒简便易行，无痛苦，儿童易于接受，对轻症、频发的儿童更为适用。

【临床表现】

轻症：仅有局部症状，如鼻塞、流涕、喷嚏、咽痛等，3～4天即可自愈。

重症：有较重的全身症状，如恶寒、高热（T：39～40℃）、身痛、全身无力、食欲锐减等，病时稍长。

临床常见证型：

1. 外感病邪者

（1）外感风寒：多见于冬、春气候寒冷之时，可见恶寒、鼻塞、流泪、咳嗽、苔薄白、脉浮紧等症。

（2）外感风热：多见于春、夏气候较为温热之时，可见恶寒、咽痛、发热、音哑、口干、舌尖黄、苔薄黄、脉浮数等症。

（3）外感湿邪：多见于气候潮湿之际，可见周身困重不适、恶风寒、不思饮食、睡眠不安、咳声沉闷、苔白略厚、脉濡等症。

2. 夹证外感者

（1）食积外感：即停食着凉，可见恶寒、发热、手足心热、食欲不振、夜卧不安、苔黄厚腻、脉浮数或滑等症。

（2）惊恐外感：多见于神气怯弱之病儿，可见发热、恶寒，且惊悸不安、烦躁不宁、肉瞤指动、惊哭不眠、苔薄、脉虚浮等症。

（3）气虚外感：多见于久病、体弱儿，可见恶寒、发热、动辄汗出、体质瘦弱、倦怠乏力、不欲饮食、舌淡脉虚等。

【诊断标准】

1. 气候骤变，冷暖失调，或与感冒病人接触，有感受外邪病史。

2. 发热、恶风寒、鼻塞流涕、喷嚏、微咳等为主证。

3. 感冒兼证者，可见咳嗽加剧、喉间痰鸣，或脘腹胀满、不思饮食、呕吐酸腐、大便失调，或睡卧不宁、惊惕抽风。

4. 血象检查：病毒感染，白细胞总数正常或偏低；细菌感染，白细胞总数及中性粒细胞均增高。

5. 病原学检查：可用鼻咽或气管分泌物做病毒分离或桥联酶标法检测，作为病毒学诊断。咽拭子培养可有病原菌生长；链球菌感染者，血中抗链球菌溶血素

"O"（ASO）滴度增高。

【治疗】

对感冒的主要治疗大法应为祛除病邪、开达表气。应首重辨清病势。正气不虚、感受外邪者，应分辨病邪性质，或予疏风散寒之法，或予疏风清热之法，或予疏风祛湿之法。病邪得祛，气道得通，卫气即可畅达。对夹证外感者，则应分清病性，或消食解表，或息风解表，或扶正解表等。

[**基本手法**]

1. 俯卧位，双拇指沿第一至第七胸椎棘突及棘突间凹陷连续按压，先轻后重。发热者，重点按压第一至第二胸椎；疲倦者，重点按压身柱；饮食不良者，重点按压第五至第七胸椎。

2. 坐位或仰卧位，拇指点按印堂穴 6 ～ 7 遍；以双手拇指交替推印堂至上星穴，反复 20 余次，最后点按上星穴片刻。

视频 3-1-2
按压胸椎

3. 用两拇指自额部发际向两侧额角分推，再由印堂穴经眉上方分推至太阳穴，并轻缓揉按太阳穴 10 余次。

4. 两拇指点按两侧迎香。

5. 两拇指揉按风池穴，重点大椎。

6. 拿肩井、合谷穴，重按承山。

[**随证加减手法**]

1. 感受外邪，当以泻法为主，手法可稍重，施术时间宜短，以汗出为佳。风寒为主，多用擦法、按法、揉法，或蘸葱汁、姜汁施术，多做至皮肤发热或有汗透出，穴位可选用外劳宫、一窝风、三关；风热为主，多用推法、拿法、揪法，以内热外透，微有汗出为宜，可用清天河水、清肺经；湿邪为主，常汗出不透、周身不适，治宜大面积施术，最好配服祛湿解表之中药，否则很难短时间奏效，可用清补脾经、点揉丰隆。

2. 夹邪外感，当辨清其性质。夹食外感者，应循督脉由大椎至长强捏脊，并重点脾俞、胃俞、大肠俞；惊恐外感，由膻中始分推两胁，重点期门、章门、内关等穴，捣小天心、掐五指节、摩囟门；气虚外感，点揉足三里、中脘、关元、脾俞等穴，捏脊。

3. 随症加减：鼻塞、流涕，由山根摩至迎香穴，最后点按迎香、鼻通穴；发热，由风池到风府作搓摩法，重点大椎、曲池穴，清天河水；咽痛、喑哑者，分别揉双手大鱼际、小鱼际，点按手三里、哑门穴；咳嗽，揉风门、肺俞、膻中穴，清肝平肺、揉掌小横纹等。

【注意事项】

1. 在气候多变季节，或孩子体质较差时，可间断行鼻部保健法（方法见第四篇），以增强其抵抗力，预防感冒。

2. 治感冒食疗方：风寒感冒，可饮用生姜红糖水；风热感冒，用桑叶、菊花、竹叶、茅根、薄荷等代茶饮；暑季感冒，当服绿豆粥；咳嗽，用橘红、生姜煎汤饮。

3. 湿浊偏盛者，可配服藿香正气水，或用十滴水稀释擦洗。

三、鼻炎

【概述】

鼻炎是一种以长期鼻塞不通、流涕不止为特征的鼻病，其鼻塞有交替性、间歇性和持续性。鼻炎有急性和慢性之分，急性多归于中医"感冒""伤风"范畴；慢性多归于中医"鼻窒"范畴。本篇主要讨论慢性鼻炎。目前小儿鼻炎发病率高于12%，常可诱发鼻窦炎、咽炎、扁桃体炎、中耳炎、腺样体肥大等。

鼻炎的基本病机是邪气侵袭，鼻窍不利，外邪侵入，肺气闭郁，从而引发鼻塞、流涕、喷嚏等症状。

【临床表现】

1. 风邪羁留：多见于过敏性鼻炎。晨起、进餐、温差大时流涕、喷嚏、咳剧，舌淡红，苔薄白，指纹浮。

2. 痰湿壅肺：多见于肥大性鼻炎。鼻塞，声音嗡，涕稠，伴咳、气喘、痰鸣，苔腻，脉滑，指纹滞。

3. 气阴两虚：多见于萎缩性鼻炎。反复发作，病程长，易感冒，神疲，少气懒言，口干，心烦，舌淡，苔剥脱，脉细无力，指纹淡。

【诊断标准】

1. 类似伤风，但病程超过1周，且全身症状轻，鼻部症状重，鼻塞尤为突出。鼻塞呈间歇性或两鼻孔交替性，久病可有嗅觉减退。

2. 临床检查：早期鼻黏膜充血，呈红色或暗红色，下鼻甲肿胀，对血管收缩剂敏感；久病下鼻甲肥厚，表面呈桑椹状或结节状，触之质硬，弹性差，对血管收缩剂不敏感，部分患儿鼻中隔偏歪。

【治疗】

[**基本手法**]

1. 点揉鼻翼两侧，重点揉迎香。

2. 以拇指或食指在鼻两侧由上至下做按揉、搓擦法。

3. 徐揉鼻根部、印堂至两眉梢部。

4. 头转向一侧，同时点人中、风府，逐渐着力按揉。

5. 从风池到风府，用双手作搓、摩法。从上向下拿揉后颈部。

6. 揉鱼际、列缺、手三里，点肺俞、大椎。

[**随证加减手法**]

1. 风邪羁留：加点风池、风门、肺俞、飞扬等穴。

2. 痰湿壅肺：加排涕法、运内八卦、推三纹、点丰隆。

3. 气阴两虚：加补脾经、补肺经、揉二马、捏脊。

视频 3-1-3
排涕法

【注意事项】

1. 注意鼻腔卫生，戒除挖鼻等不良嗜好。

2. 加强体质锻炼，多吃蔬菜、水果。

3. 冬季空气干燥，在有暖气或空调房中可以使用空气加湿器以维持空气湿度。

附：腺样体肥大

【概述】

因腺样体增生肥大而引起相应症状者称为腺样体肥大。腺样体是一团表面呈橘瓣样的淋巴组织，出生后随年龄增长逐渐长大，2～6岁时增殖最旺盛，10岁以后逐渐萎缩。其中医病机为痰气交阻、痰热互结、咽喉不利。

【临床表现】

1. 痰湿壅肺：鼻塞，声音重浊，涕黏稠，伴头晕，易恶心呕吐，身倦乏力，苔腻，脉滑，指纹滞。

2. 气滞血瘀：鼻塞持续，涕黏不易出，伴头痛，夜间打鼾声音大，脾气暴躁，舌暗苔白，脉涩，指纹青。

【诊断标准】

1. 典型症状：鼻部长期鼻塞、流涕和闭塞性鼻音三联征，耳闷胀、耳鸣、听力下降，入睡时鼾声、张口呼吸、睡眠不安，可伴有阵咳及呼吸困难。

2. 腺样体面容：颌骨变长，腭骨高拱，牙列不齐，上切牙突出，唇厚，缺乏表情等面容。

3. 鼻咽镜可见腺样体阻塞后鼻孔 2/3 以上。

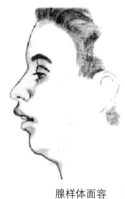 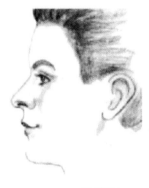

腺样体面容　　　　　　　　　　　　正常面容

【治疗】

[**基本手法**]

1. 头面四大手法：开天门、推坎宫、揉太阳、运耳后高骨。

2. 搓擦鼻翼，并于鼻翼两侧寻找阳性反应点，重点施术。

3. 黄蜂入洞，操作时嘱患儿闭口，用鼻呼吸。

4. 沿后发际沿线点揉风池、风府等穴。

5. 补脾经，清补肺经，推三纹。

6. 点揉膻中，分推肋间隙。

视频 3-1-4
黄蜂入洞

[**随证加减手法**]

1. 痰湿壅肺：基本手法加运内八卦、揉板门、揉丰隆、捏脊。

2. 气滞血瘀：基本手法加清肝经，点揉气海、血海、膈俞。

【注意事项】

1. 健康饮食，增强体质，预防感冒。

2. 早发现，早诊断，早干预，必要时手术干预。

四、咳嗽

【概述】

凡因感受外邪或脏腑功能失调，影响肺的正常宣肃功能，造成肺气上逆作咳，咯吐痰涎，即称"咳嗽"。咳嗽属于患儿的保护性反射动作，是儿科常见的肺系病证。目前咳嗽在临床上发病率较高，好发于冬春二季，常因气候变化而发病，多发生于幼儿。咳嗽往往作为一个症状，可见于多种疾病过程中，当咳嗽以主要症状出现时，方可诊断为咳嗽。

临床上，咳嗽又有急性、慢性之分。急性咳嗽指初发的、偶发的，一般延续7～10天，有时迁延2～3周，或反复发作。慢性咳嗽症状持续时间大于4周。

西医学上呼吸道感染、气管炎、支气管炎、肺炎等属本病范畴。

【临床表现】

咳嗽的病变部位在肺，常涉及脾，其中医病机是肺失宣肃。小儿形体未充，肺脏娇嫩，各种因素均易侵犯肺脏，肺失宣降而致咳嗽。临床上将咳嗽分为外感与内伤两型。

1. 风寒束肺：外感风寒邪气。咳嗽，痰稀色白，鼻塞流清涕，或伴恶寒，无汗，咽部不红，舌苔薄白，脉浮紧或指纹浮红。

2. 风热犯肺：外感风热邪气。咳痰不爽，咳嗽，痰黄而稠，鼻塞，流浊涕，发热恶风，咽红而肿，舌尖红，苔薄白或微黄，脉浮数或指纹浮紫。

3. 邪热壅肺：邪热直中于肺，或内热停聚于肺所致。咳嗽痰黄，喘息气闭，胸痛发热，便秘汗出，舌红苔黄，脉数或指纹绛。

4. 燥邪伤肺：外感燥邪或邪热伤津。干咳无痰或痰少而黏，不易咳出，口渴咽干，舌红少苔，脉细或指纹深红。

5. 痰饮停肺：咳嗽痰多，痰色白而黏，较易咯出，胸闷纳差，舌淡红，苔白腻，脉滑或指纹滞。

【诊断标准】

1. 好发于冬春二季，常因气候变化而发病。

2. 病前多有感冒病史。

3. 咳嗽为主要临床症状。

4. 肺部听诊：两肺呼吸音粗糙，或闻及干啰音。

5. X 线检查：胸片显示正常或肺纹理增粗，肺门阴影增深。

【治疗】

[**基本手法**]

1. 患儿俯卧位，沿第一至第五胸椎棘突上以双手拇指行交替压迫法，重点施术于身柱、陶道、大椎，以拇指揉风门、肺俞。

2. 用小鱼际按摩颈两侧以放松颈肌，同时点揉巨骨与哑门、巨骨与天突、肺俞与鱼际、涌泉与喘穴（在足底，内、外踝尖向足底连线中点），每次选 2 ～ 3 组。

3. 患儿仰卧位，用鱼际揉胸骨柄，以膻中为主，同时点揉中府与膻中，用双掌沿两侧胁肋做分推后，压迫锁骨下缘 1 ～ 2 分钟。

4. 患儿正坐位，双手拇指点双侧翳风穴，点揉尺泽和鱼际；点鱼际的同时压肩，活动同侧上肢，重复做对侧。

5. 咳嗽通常伴有体内有痰，操作时注意排痰，痰尽咳才能止。可以通过揉掌小横纹、运内八卦、分推胸八道、分推肩胛骨、肃肺法等手法排痰。

视频 3-1-5
排痰法

[**随证加减手法**]

1. 风寒束肺：于第一至第五胸椎棘突上先搓热，再行拇指交替压迫法；向下推大鱼际、小鱼际，搓劳宫穴。

2. 风热犯肺：沿风门、肺俞做揪法，揪至皮肤发红、内热外透为止。搓前臂尺侧至热。

3. 邪热壅肺：沿手太阴肺经由里向外顺序点揉，重揉中府、尺泽、太渊；重点定喘、天突穴。

4. 燥邪伤肺：重点太溪、太冲、绝骨、三阴交、阴陵泉。

5. 痰饮停肺：重点身柱、脾俞、足三里、丰隆等穴，用快速分合法操作上背部。

【注意事项】

1. 小儿平时应注意保暖，避免风寒侵袭。

2. 咳嗽期间保持室内空气流通，多饮水，清淡饮食。

3. 过敏性体质的小孩，容易反复感冒或久咳不愈。一些孩子接触常见的变应原如冷空气、尘螨、花粉、宠物毛发等，就会咳个不停。因此家长要注意让孩子避免接触变应原。

五、反复呼吸道感染

【概述】

感冒、扁桃体炎、支气管炎、肺炎等呼吸道疾病是小儿常见病，小儿发生上、下呼吸道感染的次数过于频繁，一年中超过一定次数，即称为反复呼吸道感染。多见于6个月～6岁的小儿，1～3岁的幼儿更为常见，以冬春气候变化剧烈时尤易反复不已。若反复呼吸道感染治疗不当，容易发生咳喘、水肿等病症，严重影响小儿的生长发育与身心健康。

【临床表现】

1. 肺胃积热：反复感冒，口渴，伴口臭或口舌生疮，夜寐欠安，纳差，大便干，咽红，舌红，苔厚或黄，脉滑数。

2. 肺脾气虚：屡受外邪，咳喘迁延不已，或愈后又作，面黄少华，纳呆食少，倦怠乏力，或恣食肥甘生冷，肌肉松弛，或大便溏薄，咳嗽多汗，唇口色淡，舌质淡红，脉弱，指纹淡。

3. 气阴两虚：反复感冒，手足心热，低热，盗汗，神疲乏力，平时多汗，口干喜饮，纳呆食少，肌肉松弛，咽红，舌红少苔或无苔，脉细无力，指纹淡红。

【诊断标准】

根据年龄、潜在的原因及部位不同，将反复呼吸道感染分为反复上呼吸道感染和反复下呼吸道感染，后者又可分为反复气管支气管炎和反复肺炎。

具体判断条件见表2：

表2 不同年龄段患儿反复呼吸道感染发作的频率

年龄（岁）	反复上呼吸道感染（次／年）	反复下呼吸道感染（次／年）	
		反复气管支气管炎	反复肺炎
0～2岁	7	3	2
2$^+$～5岁	6	2	2
5$^+$～14岁	5	2	2

【治疗】

[**基本手法**]

1. 患儿俯卧，医者用拇指指端沿患儿背部督脉及膀胱经做点按、震颤及揉动等手法。

2. 用双掌大鱼际在上述背部膀胱经路线上由上到下做快速分合法，要求带动深层肌肉。

3. 患儿仰卧。分推胸八道，分腹阴阳。

4. 补脾经，补肺经，补肾经，揉二马，点揉足三里、太溪，捏脊。

[随证加减手法]

1. 肺胃积热：清肺经，清胃经，于、第一至第十二胸椎及膀胱经第二侧线范围内行挤痧法。

2. 肺脾气虚：重点补肺经、补脾经，点揉膻中。在督脉行掌擦法，以皮肤发热为度。

3. 气阴两虚：揉二马，补肾经，点揉气海，点三阴交至阴陵泉一线。

【注意事项】

1. 饮食均衡丰富，不偏嗜生冷之物。

2. 汗出较多时，及时用毛巾擦干，勿吹冷风。

3. 经常用淡盐水漱口。

六、支气管哮喘

【概述】

支气管哮喘是一种反复发作的变态反应性疾病，是小儿时期的常见肺系疾病。支气管哮喘患者以喘促气急，喉间痰吼哮鸣，呼气延长，严重者不能平卧，呼吸困难，张口抬肩，唇口青紫为特征。此病一旦发作，常常反复而不易根治，给患儿造成很大痛苦，且易引起其他并发症。支气管哮喘也是适于用按摩疗法的病症。

【临床表现】

1. 哮喘典型发作：患儿早期多出现咽痒、喷嚏、咳嗽、胸闷，发作时突感胸闷如窒，呼吸困难，呼气延长，伴有哮喘；严重者，端坐呼吸，张口抬肩，伴有烦躁、汗出、发疳等症；发作常持续数分钟，甚至数小时，若将大量黏痰咯出，呼吸道通畅，哮喘即可缓解。

2. 哮喘持续状态：哮喘持续发作24小时以上，或经治疗12小时以上仍未能控制者。除有典型发作的表现外，还可见面色苍白、唇甲青紫、大汗淋漓、四肢厥冷、严重缺氧等表现。

3. 缓解期：哮喘典型发作已基本停止，但仍偶有喘息、胸闷倦怠、弱不耐劳、面色㿠白、多汗、易感冒、稍遇诱因极易诱发哮喘典型发作。

[**临床常见证型**]

1. 实证：患儿呈哮喘发作状态或持续状态，喘息气急，喉中痰鸣。若面色晦暗，口不渴或喜热饮，形寒怕冷，舌苔白滑，脉浮紧或弦紧者，为寒痰停肺；若面赤口渴，烦躁不恶寒，舌红苔黄腻，脉浮数或滑，为痰热壅肺。

2. 虚证：病程日久，反复发作，哮喘已进入缓解期，但面色苍白，倦怠畏风，多汗，易感冒，舌淡脉虚，为肺气虚证。

3. 虚实夹杂证：久病频发哮喘，喘哮声低，面白唇紫，大汗肢冷，脉沉细，为痰饮未尽，肺气已伤。

【 **诊断标准** 】

1. 发作前有喷嚏、咳嗽等先兆症状，或突然发作。发作时喉间痰鸣，呼吸困难，伴呼气延长；咯痰不爽，甚则不能平卧，烦躁不安等。

2. 常因气候转变、受凉，或接触某些过敏物质等因素诱发。

3. 可有婴儿期湿疹史，或家族过敏史。

4. 两肺布满哮鸣音，呼气延长，或闻及湿性啰音，心率增快。

5. 实验室检查白细胞总数正常，嗜酸性粒细胞可增高，可疑变应原皮肤试验常呈阳性。大部分患儿特异性 IgE 明显升高。伴肺部感染时，白细胞总数及中性粒细胞可增高。

【 **治疗** 】

[**基本手法**]

1. 患儿半卧位，医者用双手分别沿双侧腋中线从腋窝至第十肋骨边缘行掌摩法，轻刺激反复施术。

2. 中指点揉膻中，再用双拇指轻揉两侧中府。

3. 沿肋弓边缘作拿法，再由胸骨向两侧沿肋弓作分推法。

4. 患儿俯卧位，用多指轻拨、点揉风门、肺俞，再用双拇指点双侧膈俞。

视频 3-1-6
挤压胁肋

5. 沿双侧腋后线由上至下行掌推法，反复施术。将双掌敷于双侧胁肋部行挤压法，随呼吸动作，呼气时压，吸气时放，反复数次。

6. 患儿坐位，双手多指提拿肩部，先左后右，分别施术。点揉天突穴。

7. 医者一手扶患儿前额，另一手按于后枕部行搓法，以有温热感为宜。

[随证加减手法]

1. 实证：运内八卦、拨揉丰隆穴。

2. 虚证：点揉云门、肺俞、脾俞、肾俞、足三里穴，摩气海、关元。

3. 虚实夹杂证：参考选择上二类穴位及手法。

4. 随症加减

（1）哮喘发作严重者（典型发作或持续状态），加点定喘穴。

（2）伴心率增快者，加点心俞、内关。

【注意事项】

1. 取天突、定喘、涌泉穴，作穴位贴敷。

2. 取对屏尖、下屏尖、气管、肺、脑、上耳根、下脚端等耳穴，用王不留行贴敷，每次 2 ～ 3 穴。

七、夜啼

【概述】

夜啼，是指婴幼儿于夜晚睡梦中突然惊悸不安或啼哭不止，甚至通宵哭闹。此证属于现代医学的神经、心理、行为异常性疾病的范畴，但也可见于某些器质性病变。它严重影响患儿睡眠，久之可影响其身体健康。此证适于按摩治疗。

新生儿及婴儿常以啼哭表达需求或痛苦，饥饿、惊恐、尿布潮湿、衣被过冷或过热等均可引起啼哭。此时若喂以乳食、安抚亲昵、更换潮湿尿布、调整衣被厚薄后，啼哭可很快停止，不属病态。

【临床表现】

1. 心经积热：患儿常烦躁不安，睡眠不好，突然惊醒、哭闹不止，且哭声洪亮，呼吸气粗，见灯光常啼哭更剧，便秘尿赤，唇红苔黄，脉数有力。

2. 心气不足：患儿常常惊悸，睡中啼哭，但声小气弱，面色淡白，呼吸气弱，多汗食少，身体瘦弱，舌淡苔少，脉虚无力。

3. 脾寒食滞：患儿入睡不安，醒后啼哭，不喜躺卧，立抱尚可，脘腹胀满，四肢不温，便溏尿清，或呃逆呕吐，舌淡苔白或厚腻，脉沉滑或沉迟。

【诊断标准】

1. 具有易惊悸、睡眠中无特殊原因即惊醒、啼哭不止等主症；还可有烦躁、睡卧不安、多汗、好发脾气等兼症。

2. 应确定是否有心血管系统的、营养代谢等方面的器质性病变。

【治疗】

[**基本手法**]

1. 捣小天心。

2. 摩囟门、点揉风府。

3. 自第一胸椎至第五腰椎行提捻法。

4. 擦热涌泉穴。

视频 3-1-7
提捻胸腰椎

[**随证加减手法**]

1. 心经积热：重点捣小天心，清心经，揉二马，掐五指节，揉内劳宫，清天河水。

2. 心气不足：从郄门至内关行连续压迫法，补小肠经，点揉神门、通里，点揉心俞。

3. 脾寒食滞：补脾经，揉板门，掐揉四横纹，推三关，摩腹，掌擦背部脾俞、肾俞。

【注意事项】

1. 小儿作息时间应规律，晚间不要让孩子玩得太兴奋，让孩子安静入睡。中医讲"胃不和则卧不安"，因此要合理喂养，不能过饥过饱，寒温应适宜。

2. 婴儿气弱应避免异声、异物，以防惊恐夜啼。

3. 孕妇不可过食寒凉、辛辣、燥热食物，勿受惊吓。

4. 哺乳期间，母亲应保持心情舒畅，注意喂养，少吃辛辣和不易消化之食物。

八、汗证

【概述】

汗证是指小儿在安静状态下，正常环境中，全身或局部出汗过多，甚则大汗淋漓的一种病症。如不及时处置，可导致体内水、电解质平衡紊乱，出现其他并发症。按摩对控制多汗有一定疗效。

【临床表现】

1. 汗出过多：超过正常生理范围。

2. 自汗：汗出过多，动辄尤甚。

3. 盗汗：睡则汗出，醒则汗止。

4. 大汗：汗出如水。

[临床常见证型]

1. 营卫失调：汗出过多，自汗为主，恶风发热，鼻塞流涕，神倦纳差，舌淡苔薄白，脉浮缓。

2. 脾胃湿热：周身汗出，黏腻不爽，汗出不彻，身热不扬，胸闷纳呆，舌红苔黄腻，脉濡。

3. 阳气虚衰：白天易汗出，动辄尤甚，乏力气短，四肢不温，畏寒倦怠，舌淡苔白，脉虚无力。

4. 阴虚火旺：睡则汗出，醒则汗止，午后潮热，两颧发红，五心烦热，便秘咳嗽，舌红瘦薄，苔少，脉细数。

【诊断标准】

1. 小儿在安静状态下及正常环境中，全身或局部出汗过多，甚则大汗淋漓。

2. 寐则汗出，醒时汗止者为盗汗；不分寤寐而汗出过多者称为自汗。

3. 排除因环境、活动等客观因素及风湿热、结核病等疾病引起的出汗。

【治疗】

[基本手法]

1. 补肺经，补脾经，揉肾顶，分推手阴阳。

2. 患儿仰卧，轻摩腹部，点揉水分穴。

3. 沿阴陵泉至三阴交做连续压迫法，重点阴陵泉和三阴交。

视频 3-1-8
连续压迫法

4. 患儿俯卧，由大椎至长强穴顺序提捏督脉，轻刺激。点压命门穴。

5. 搓双侧涌泉穴，点复溜、合谷。

[随证加减手法]

1. 营卫失调：重点外关和水分穴，点揉三阴交。

2. 脾胃湿热：连续压迫阴陵泉至三阴交，点揉公孙。

3. 阳气虚衰：重点揉涌泉，揉命门、关元。

4. 阴虚火旺：重点太溪、复溜、三阴交。

【注意事项】

1. 注意个人卫生，勤换衣被，擦汗用柔软毛巾或纱布擦干，勿用湿冷毛巾，以免受凉。

2. 禁食辛辣、煎炸、肥甘厚味。

3. 汗出过多者，多饮水，以免伤津耗气。

4. 所处环境温度适宜。

九、口疮

【概述】

口疮指口腔内黏膜、舌、唇、齿龈、上腭等处发生溃疡。发生于局部多称"口腔溃疡"；满口糜烂，色红作痛者，称"口糜"；发生于唇周俗称"疱疹"。口疮的主要病位在心脾，后期涉及肾，以火热上攻为基本病机。

【临床表现】

1. 风热乘脾：以口颊、上腭、齿龈、口角溃疡为主，甚则满口糜烂，或为疱疹转为溃疡，周围焮红，疼痛拒食，烦躁不安，口臭，涎多，小便短黄，大便秘结，或伴发热，咽红，舌红，苔薄黄，脉浮数，指纹色紫。

2. 心脾积热：舌尖、舌边溃疡较多，色红疼痛，心烦不安，口干欲饮，小便短赤而痛，大便秘结，舌尖红，苔薄黄，脉数，指纹色绛。

3. 虚火上炎：病程已久，反复发生，口舌溃疡或糜烂，稀散色淡，不甚疼痛，神疲颧红，口燥咽干，舌红，苔少或花剥，脉细数，指纹红。

【诊断标准】

1. 齿龈、舌体、两颊、上腭等处出现溃疡，大小不等，多为圆形，中心为黄白色，或略灰色，周边红赤，甚则满口糜烂。发于口角或上唇者多为小水泡状疹子，多融合成片，经 2 ～ 3 天，水泡破溃，开始结痂。

2. 局部疼痛、灼热。小儿常因此而哭闹，拒绝进食，部分小儿可伴有发热。

3. 常可于颌下或颈部扪及肿大淋巴结。

4. 血象可正常，或白细胞总数及中性粒细胞轻微增高。

【治疗】

[基本手法]

1. 患儿仰卧，摩腹，揉天枢，推箕门，连续压迫阴陵泉至三阴交。

2. 患儿俯卧，沿督脉由大椎至长强推脊。点揉心俞、脾俞、胃俞、肾俞穴。

3. 拿揉腓肠肌，点按涌泉。

视频 3-1-9
推箕门

[随证加减手法]

1. 风热乘脾：清胃经，清大肠经，补脾经，清天河水，推天柱骨，点曲池，捏挤大椎。

2. 心脾积热：清胃经，清小肠经，掐揉总筋，退六腑，掐揉地仓，点揉合谷、内庭，在大椎、心俞、胃俞挤痧。

3. 虚火上炎：补肾经，揉二马，取天河水，掐承浆，揉三阴交、太溪，重点操作涌泉。

【注意事项】

1. 注意饮食卫生，保持口腔清洁，可用淡盐水漱口。

2. 饮食宜清淡，忌食辛辣肥甘厚腻之品。

3. 初生儿及小婴儿口腔黏膜娇嫩，清洁口腔时，需使用柔软布帛拭口，动作要轻柔，以免损伤口腔黏膜。

4. 对急性热病、久病、久泻患儿，应经常检查口腔，做好口腔护理，防止发生口疮。

十、新生儿黄疸

【概述】

新生儿黄疸是指出生 28 天之内的新生儿所发生的黄疸现象，该病的主要原因是新生儿体内胆红素代谢过程异常，血液中胆红素浓度增高，皮肤、黏膜和巩膜均出现黄染的现象。新生儿黄疸是一种比较常见的疾病，有数据显示，在出生 7 天之内，新生儿黄疸的发病率超过 80%。中医称"胎黄"或"胎疸"。胎黄分为生理性与病理性两类。生理性黄疸大多在生后 2～3 天出现，之后数天内自然消退。故本部分主要涉及病理性黄疸。

【临床表现】

中医认为新生儿黄疸为病，或由于孕母感受湿邪，郁而化热，湿热熏蒸，传入胎儿；或寒湿阻滞，遗于胎儿；或湿热蕴郁，瘀阻内积，郁结于里，均可导致胎儿脾胃运化失常，气机不畅，熏蒸肝胆，胆失条达，以致胆液外泄，而发为此病。又可以按照病机分为湿热发黄与寒湿发黄两种类型。

1. 湿热熏蒸（阳黄）：面目皮肤发黄，色泽鲜明，哭声响亮，不欲吮乳，口渴唇干，或有发热，大便秘结，小便深黄，舌质红，苔黄腻，指纹红紫。

2. 寒湿阻滞（阴黄）：身目俱黄，黄色晦滞，精神萎靡，四肢欠温，纳呆，大便溏薄，色灰白，小便短少，舌质淡，苔白腻，指纹色青。

【诊断标准】

1. 新生儿在其出生后的 24 小时内出现黄疸症状。

2. 黄疸症状反复出现。

3. 足月新生儿的血清总胆红素（TBIL）水平在 205μmol ／ L 以上，早产新生儿的血清 TBIL 水平在 255μmol ／ L 以上，或者新生儿血清 TBIL 水平的日升高量在 85μmol ／ L 以上。

4. 足月新生儿的黄疸持续时间在 2 周以上，早产新生儿的黄疸持续时间在 4 周以上。

若新生黄疸患儿符合以上标准的 1 条即可诊断为病理性黄疸，若不符合任何一条，则诊断为生理性黄疸。

【治疗】

［基本手法］

1. 在第七胸椎至第十二胸椎两侧膀胱经一、二侧线行连续拨揉法，反复施术。

2. 分推胁肋，分推腹阴阳数遍。

3. 推箕门穴。

视频 3-1-10
拨揉膀胱经

［随证加减手法］

1. 湿热熏蒸（阳黄）：清肝经，清大肠，清小肠，清天河水。

2. 寒湿阻滞（阴黄）：补脾经，推三关，掌擦双肾俞及双小腿三阴交至阴陵泉穴一线。

【注意事项】

1. 孕妇妊娠期注意饮食，忌酒和辛热之品。不可滥用药物。

2. 婴儿出生后密切观察皮肤颜色的变化，及时了解黄疸出现时间及消退时间。

3. 治疗过程中注意观察患儿的全身证候，观察有无精神萎靡、嗜睡、吸吮困难、两目直视、四肢强直或抽搐等症状，以免贻误病情。

十一、厌食

【概述】

厌食是小儿时期的一种常见病，以较长时期厌恶进食、食量减少为特征。患儿除食欲不振外，无其他明显不适，预后良好，但长期不愈者，可使气血生化乏源，抗病能力下降，易患其他疾病，甚或影响生长发育，转化为疳证。

【临床表现】

厌食主要表现为长期厌恶进食，食量减少。

临床常见证型：

1. 脾失健运：食欲不振，厌恶进食，食而乏味，或伴胸脘痞闷，嗳气泛恶，大便不调，偶尔多食后则脘腹饱胀，形体尚可，精神正常，舌淡红，苔薄白或薄腻，脉尚有力。

2. 脾胃气虚：不思进食，食而不化，大便溏薄兼夹不消化食物，面色少华，形体偏瘦，肢体乏力，舌质淡，苔薄白，脉缓无力。

3. 脾胃阴虚：不思进食，食少饮多，皮肤失润，大便偏干，小便短黄，甚或烦躁少寐，手足心热，舌红少津，苔少或花剥，脉细数。

【诊断标准】

1. 有喂养不当、病后失调、先天不足或情志失调史。

2. 长期食欲不振，厌恶进食，食量明显少于同龄正常儿童。

3. 面色少华，形体偏瘦，但精神尚好，活动如常。

4. 除外其他外感、内伤慢性疾病。

【治疗】

[**基本手法**]

1. 分推腹阴阳，揉中脘、建里、天枢、神阙，摩关元、气海。

2. 摩腹，振腹。

3. 点揉肝俞、脾俞、胃俞、大肠俞，捏脊。

4. 点揉足三里，拿揉小腿后侧。

[**随证加减手法**]

1. 脾失健运：补脾经，揉板门，运内八卦。

2. 脾胃气虚：补脾经，推三关，重点气海、足三里。

3. 脾胃阴虚：揉二马，点膏肓穴，点按三阴交至阴陵泉一线。

【注意事项】

1. 要掌握正确的喂养方法，纠正不良饮食习惯，饮食定时定量，荤素搭配，少食肥甘厚味及生冷之物。

2. 出现食欲不振要及时查明病因，对于刚恢复的患儿要逐渐增加饮食，切勿暴饮暴食。

3. 注意生活起居，保持良好的情绪。

十二、呃逆

【概述】

呃逆是指胃气上逆动膈，以气逆上冲，喉间呃呃连声，声短而频，难以自制为主要表现的病症。如果偶然发作，往往轻浅，常常可以自行消除；若持续不断，绵绵不绝，则需及时治疗。

【临床表现】

呃逆主要表现为喉间呃呃连声，声短而频，难以自制。

临床常见证型：

1. 胃中寒冷：呃声沉缓有力，胸膈及胃脘不舒，得热则减，遇寒更甚，进食减少，喜食热饮，口淡不渴，舌苔白润，脉迟缓。

2. 胃火上逆：呃声洪亮有力，冲逆而出，口臭烦渴，多喜冷饮，脘腹满闷，大便秘结，小便短赤，苔黄燥，脉滑数。

3. 气机郁滞：呃逆连声，常因情志不畅而诱发或加重，胸胁满闷，脘腹胀满，嗳气纳减，肠鸣矢气，苔薄白，脉弦。

4. 脾胃阳虚：呃声低长无力，气不得续，泛吐清水，脘腹不舒，喜温喜按，面色白，手足温，食少乏力，大便溏薄，舌淡，苔薄白，脉细弱。

5. 胃阴不足：呃声短促而不得续，口干咽燥，烦躁不安，不思饮食，或食后饱胀，大便干结，舌质红，苔少而干，脉细数。

【诊断标准】

1. 呃逆以气逆上冲、喉间呃呃连声、声短而频、不能自止为主症，其呃声或高或低，或疏或密，间歇时间不定。

2. 常伴有胸膈痞闷、脘中不适、情绪不安等症状。

3. 多有受凉、饮食、情志等诱发因素，起病多较急。

【治疗】

[**基本手法**]

1. 点揉天突，向下推膻中，双手拇指交替点按鸠尾至中脘，分推腹阴阳，点天枢。

2. 下推天柱骨，重点膈俞、脾俞、胃俞。

3. 点压颈中穴（胸锁乳突肌后缘，耳垂与缺盆连线中点），按弦走搓摩。

视频 3-1-11

按弦走搓摩

[随证加减手法]

1. 胃中寒冷：揉外劳宫、一窝风。擦热背部膈俞、脾俞、胃俞穴处。

2. 胃火上逆：清肝经，清胃经，揉总筋，清天河水。

3. 气机郁滞：下推三脘（上脘、中脘、下脘），捏脊，拨足三里至下巨虚一线。

4. 脾胃阳虚：摩腹揉脐，摩揉气海、关元穴。

5. 胃阴不足：点按三阴交至阴陵泉一线。

【注意事项】

1. 保持心情舒畅，避免暴怒或者过喜。

2. 注意寒温适宜，避免外邪侵袭。

3. 饮食宜清淡，忌生冷、肥甘厚味。

十三、呕吐

【概述】

呕吐是因胃失和降，气逆于上，以致乳食由胃中上逆经口而出的一种常见病症。呕吐是儿科临床非常常见的症状，是由于食道、胃或肠道呈逆蠕动而使食道或胃内容物从口腔涌出的病症。严重的呕吐可使婴儿呼吸暂停，发绀；反复呕吐常导致水、电解质等平衡紊乱；幼小儿呕吐，还易伴发吸入性肺炎；长期呕吐可导致营养障碍等。故呕吐是易给患儿带来严重伤害的症状，临床应及时、有效地予以控制。

【临床表现】

年长儿呕吐前常表现为恶心，咽部、胃脘部难受不适，并伴有头晕、流涎、出汗、面色苍白等症。新生儿或婴幼儿，则表现为烦躁不安、哈欠、拒奶、面色苍白等，继则患儿张口则食、乳或水即呕出。

临床常见证型：

1. 实证呕吐

（1）伤食呕吐：嗳腐吞酸，呕吐乳食，脘腹胀满，夜卧不安，大便酸臭，面色青黄，舌苔白厚。

（2）外感呕吐：呕吐、喷嚏，周身不适，恶寒发热，苔白脉浮。

（3）胃热呕吐：食入即吐，呕吐频繁，伴见面赤唇红，舌红苔黄，口渴脉数。

（4）惊恐呕吐：睡易惊惕，呕吐清涎，伴见夜惊夜啼，舌淡红苔白，脉弦。

2. 虚证呕吐

（1）胃中虚寒：朝食暮吐，暮食朝吐，伴有面色苍白、唇舌淡白、食少不化、腹痛便溏，舌淡苔白，脉沉迟无力。

（2）胃阴不足：呕吐时作，饥不欲食，口咽干燥，舌红少津，脉细数。

【诊断标准】

1. 乳食、水液等从胃中上涌，经口而出。

2. 有嗳腐食臭、恶心纳呆、胃脘胀闷等症。

3. 有乳食不节、饮食不洁、情志不畅等病史。

4. 重症呕吐者，有阴伤液竭之象，如饮食难进，形体消瘦，神萎烦渴，皮肤干瘪，囟门及目眶下陷，啼哭无泪，口唇干红，呼吸深长，甚至尿少或无尿、神昏抽搐、脉微细欲绝等症。

【治疗】

[**基本手法**]

1. 下推天柱骨，揉双侧颈中穴。

2. 沿足阳明胃经从屋翳到天枢行掌推法，反复施术。用拇指轻揉双侧乳根穴。由上至下轻摩胃脘部。

3. 医者以一手掌置于任脉之膻中穴，另一掌置于督脉之身柱穴，同时行轻揉法，然后同时向下推。

视频 3-1-12
下推胸背

4. 横纹推向板门，点揉内关，运内八卦。

[**随证加减手法**]

1. 伤食呕吐：掌揉胃脘，由上至下反复施术，由轻到重；捏脊数遍，点揉双侧足三里穴。

2. 外感呕吐：双掌搓热后揉胃脘，轻摩风池、风府等颈项诸穴，点大椎。

3. 胃热呕吐：清胃经，自曲池向合谷连续点压。

4. 惊恐呕吐：捣小天心，分推肋弓，点揉章门、太冲穴，同时点按内关、外关。

5. 虚寒呕吐：双掌搓热后揉摩胃脘，叠神阙（将肚脐左右两侧皮肤提起，相叠于脐上），按揉关元、气海，搓擦腰骶，捏脊。

视频 3-1-13
叠神阙

6. 阴虚呕吐：点按三阴交至阴陵泉一线。

【注意事项】

1. 按摩治疗前、后半小时内，禁食水。

2. 按摩治疗后二小时内，禁剧烈运动。

十四、腹痛

【概述】

腹痛是小儿最常见的症状之一，多由腹腔脏器和组织的器质性或功能性的病变引起，也可见于腹外疾病。腹痛不仅可给患儿带来痛苦，影响正常生活，也可造成一些较为严重的并发症，因而理当尽快地诊断、处置。按摩有一定的解痉止痛、调整肠蠕动的作用，故对一些功能性病变和部分器质性病变所引起的腹痛有一定疗效。

【临床表现】

1. 腹中积寒：感受寒邪或过食生冷后发病，腹部冷痛，得暖则舒，遇冷加剧，口不渴，大便溏薄，小便清长，苔薄白，脉沉弦。

2. 饮食积滞：过量饮食后发病，脘腹胀痛，痛而拒按，拒进饮食，便后痛减，夜卧不安，手足心热，舌苔白厚，脉沉滑。

3. 蛔虫内扰：脐周疼痛，有窜痛及向上钻顶感，时痛时止，痛喜揉按，按之痛缓，嗜食异物，睡中磨牙，痛发时脉弦紧。

4. 燥屎热结：由久不排便而发，脐腹疼痛，拘急胀满，高热口渴，大便秘结，小便黄赤，舌红苔黄，脉沉迟。

5. 脾胃虚寒：有久病体弱病史，腹痛绵绵，时作时止，喜暖喜按，大便溏稀，尿清而频，舌淡苔白，脉沉细。

【诊断标准】

1. 疼痛部位：一般疼痛发生部位与所在脏腑有关，如肠道虫积、痉挛、梗塞，痛多在脐周；大便久滞，痛多在左下腹；阑尾炎，痛多在右下腹；膀胱炎，痛多在下腹正中。

2. 疼痛性质：一般钝痛、胀痛，多为炎症；绞痛、剧痛，多为痉挛；窜痛、急痛，多为虫积；刺痛、久痛，多为肿物；持续性痛多为炎症、溃疡、肿物；阵发性痛，多为痉挛、虫积、梗塞。临床也有各种疼痛特点共见的，多反映存在多种病理变化。

3. 疼痛程度

（1）轻度：腹痛虽作，但并不影响患儿的正常生活，面色、脉象无特殊异常。如轻型肠痉挛、虫蠕动等。

（2）中度：腹痛明显，并有恶心、呕吐、拒食、腹胀等兼症，面色发白或萎黄少泽，脉弦或紧。如阑尾炎、麻痹性肠梗阻、肠痉挛、虫积症等。

（3）重度：腹痛剧烈，阵发性加剧时可使患儿大哭大闹、大汗淋漓、烦躁不安，不仅有呕吐、腹胀等兼症，还可有重要生命体征的变化，面色苍白或枯萎不荣，脉涩或细弱。多见各种内外科疾病所造成的急性腹痛。

【治疗】

[基本手法]

1. 全掌轻摩腹部，先摩不痛处，渐渐接近痛处；先轻摩浅揉，使患儿腹壁松弛，再逐渐加力深揉；点揉中脘、上脘、气海、关元等穴，以患儿得矢气为宜。

2. 由上至下点揉下肢足阳明胃经穴，重点梁丘、足三里、上巨虚等穴。

3. 点揉脾俞、胃俞、大肠俞等穴，捏脊。

4. 点揉合谷、温溜、曲池等穴。

[随证加减手法]

1. 腹中寒积：搓热手掌置于神阙，揉一窝风、外劳宫，推三关。

2. 饮食积滞：由上至下按揉胃脘，渐至腹部点揉承满、太乙、天枢等穴，掐揉四横纹。

3. 蛔虫内扰：加揉膻中、内关、百虫窝，拿肚角。

4. 燥屎热结：腹部按摩以左下腹为主，揉时稍长，施力柔和，揉膊阳池，退六腑，下推七节骨。

5. 脾胃虚寒：叠神阙，搓摩腰骶，点脾俞、胃俞、命门、肾俞等穴，推三关。

【注意事项】

1. 对腹痛者应在诊断基本明确后再予施术。按摩对肠痉挛、虫积、燥屎等造成的腹痛效果较好；对各种急腹症，尤其是急性炎症、严重梗阻以及有穿孔可能的病症，都属于禁忌，切记不可贸然按揉，以免发生意外。

2. 按摩前、后半小时禁食水。

3. 按摩后二小时禁剧烈运动。

十五、泄泻

【概述】

泄泻又称腹泻，是儿科最为常见的临床症状。腹泻以大便稀薄、便次增多、或便如水样为特征。腹泻过重、过久，都会引起水、电解质平衡紊乱，导致严重并发症，影响患儿的生长发育。按摩对腹泻尤其是慢性腹泻效果较好。

【临床表现】

泄泻主要表现为大便次数增多，一日数次，甚则数十次，大便溏稀或水样便，或便中有未消化的食物，或便中有黏液、脓血等，泄泻的同时可伴有里急后重、肛门灼热、肛门疼痛、腹痛、腹胀等症。

临床常见证型：

1. 风寒泻：大便清稀，夹有泡沫，臭气不甚，肠鸣腹痛，或伴恶寒发热，鼻流清涕，舌质淡，苔薄白，脉浮紧，指纹淡红。

2. 湿热泻：大便泄泻，便次频繁，粪色深黄，臭味异常，或便泄黄水，状如蛋花汤水样便，常伴有身热不扬，烦躁口渴，食欲不振，舌苔厚腻，脉滑或濡。

3. 伤食泻：大便稀溏，夹有残渣和乳块，气味酸腐，矢气频传，嗳气纳呆，常伴呕吐，腹胀，舌苔白腻，脉滑。

4. 脾虚泻：腹泻常反复发作，时发时止，大便溏薄，或完谷不化，食后泄泻，多吃多泄，食欲不振，面色萎黄，精神倦怠，昏睡露睛，舌淡苔白，脉虚无力。

5. 脾肾阳虚泻：久泻不止，大便清稀，澄澈清冷，完谷不化，或见脱肛，形寒肢冷，面色㿠白，精神萎靡，睡时露睛，舌淡苔白，脉细弱，指纹色淡。

【诊断标准】

1. 病史：有乳食不节、饮食不洁或感受时邪的病史。

2. 主要症状：大便次数增多，每日 3～5 次，或多达 10 次以上，呈淡黄色，如蛋花样，或色褐而臭，可有少量黏液，或伴有恶心、呕吐、腹痛、发热、口渴等症。

3. 主要体征：腹泻及呕吐较严重者，可见小便短少，体温升高，烦渴萎靡，皮肤干瘪，囟门凹陷，目珠下陷，啼哭无泪，口唇樱红，呼吸深长。

4. 辅助检查：大便镜检可有脂肪球，少量红、白细胞；大便病原体检查可有致病性大肠杆菌等生长，或分离出轮状病毒等；重症腹泻伴有脱水、酸碱平衡失调及电解质紊乱。

【治疗】

[基本手法]

1. 轻揉下腹部，待腹部温软后，叠神阙，按揉水分、关元、止泻穴（前正中线上，脐下 2.5 寸）。

2. 沿下肢足阳明胃经和三条阴经路线，由上而下行擦法。

3. 上推七节骨，由长强至大椎穴行顺序捏提督脉，加提捻或提拉，在腰骶部以拉响为宜，反复施术。

4. 重点脾俞、胃俞、大肠俞、命门等，用指背快速搓揉八髎穴。

[随证加减手法]

1. 风寒泻：揉一窝风，重点八髎，搓擦腰骶。

2. 湿热泻：清大肠，清补小肠，退六腑，点揉曲池至合谷一线，下推七节骨。

3. 伤食泻：揉板门，推四横纹，点下脘，摩腹，揉脐周、左下腹。

4. 脾虚泻：补脾经，补大肠，推三关，揉中脘、气海、关元等穴。

5. 脾肾阳虚泻：补脾经，补肾经，推三关，横擦脾俞、肾俞，摩揉关元、气海，搓双掌心、双足心至热。

【注意事项】

1. 养成好的饮食习惯，不挑拣食物，不暴饮暴食，不食不洁之物，治疗期间，禁食生冷、油腻之物。

2. 治疗前、后半小时，禁食水。

3. 治疗后二小时，禁剧烈运动。

十六、便秘

【概述】

便秘是指排便周期延长，或周期不长，但粪质干结，排出艰难，或粪质不硬，但便而不畅的病症，是儿科临床常见的一个症状，有时单独出现，有时继发于其他疾病的过程中。长期便秘可影响患儿的消化功能，也可引发脱肛等并发症。按摩有一定的调整胃肠功能、促进肠蠕动的作用，因而有治疗便秘的功效。

【临床表现】

便秘主要表现为排便费力，难以解出，或排便间隔时间延长，轻则 3 ～ 5 日一次，甚则一周，或非用药不排便。便秘者多伴有腹胀、恶心、不欲饮食，甚至低热，烦躁不安等症。临床常见证型：

1. 燥热便秘：大便干结，排出困难，甚至便秘不通，腹胀不适，或兼呕吐，或兼口臭、口疮、面赤身热，小便短黄，舌苔黄燥，脉象滑实。

2. 食积便秘：大便闭结，脘腹胀痛，不思饮食，手足心热，小便黄少，舌苔黄腻，脉沉迟。

3. 血虚便秘：大便干燥，努挣难下，面唇爪甲色淡无华，心悸目眩，舌质淡嫩，舌苔薄白，脉细数。

4. 气虚便秘：时有便意，但努责乏力，大便并不干，用力则汗出气短，神疲乏力，面色㿠白，舌淡苔薄，脉虚无力。

【诊断标准】

1. 排便时间延长，严重者每次排便时间可长达 30 分钟以上，便次少于 3 次 / 周，粪便干燥坚硬。

2. 重者大便困难，干燥如栗，有排便不尽感，可伴少腹胀急，神倦乏力，胃纳减退，便时肛裂出血等症，长期依赖开塞露等药。

3. 排除肠道器质性疾病。

【治疗】

[**基本手法**]

1. 双手掌在全腹部行波形揉法，或顺时针摩法，用双手掌根推揉腹部两侧，尤其是左侧，由外上至内下方向施术。

2. 一手按住下腹部，一手拿住膝下，做屈膝活动，配合按揉腹部；点揉天枢、带脉。

视频 3-1-14
便秘手法 1

3. 下推七节骨，拍打或叩打骶尾骨，按揉龟尾；一手点按大肠俞，并嘱患儿做同侧的足内旋运动。

4. 清大肠，运水入土，点膊阳池。

[**随证加减手法**]

1. 燥热便秘：退六腑，在下腹部尤其是左下腹部按揉，同时寻找压痛点或硬节，并在其周围做深层按揉。

视频 3-1-15
便秘手法 2

2. 食积便秘：揉板门，运内八卦，推四横纹，按揉胃脘。

3. 血虚便秘：揉二马，点揉膈俞、脾俞、血海，点按阴陵泉至三阴交。

4. 气虚便秘：点揉气海、关元，振腹，按揉肺俞、脾俞、肾俞等穴。

【注意事项】

1. 便秘或便闭，伴有剧烈腹痛且有明显腹胀、发热甚至神志异常者，属急腹症，不得肆意按揉，当迅速进行详细诊查。

2. 注意饮食调护，加强运动。

十七、流涎

【概述】

流涎，又称滞颐，俗称"流口水"，是儿童口涎不自觉地从口内流溢出来。流涎常可反映口腔或体内的病变。长期流涎可致口周潮红、糜烂，影响饮食。目前，中西医都没有有效的控制流涎的药物，而按摩治疗有一定效果。

【临床表现】

1. 阳明积热：口中流涎，口臭唇红，便秘尿赤，舌红苔黄，脉数。

2. 脾胃虚寒：口水清冷，色白不稠，长流不断，衰弱无神，大便溏薄，舌质胖嫩，脉虚。

【诊断标准】

口腔不断有口水外淌，进食时则更多。流涎日久，可使口周、舌尖发炎、溃疡、疼痛。

【治疗】

[基本手法]

1. 患儿头偏于一侧，沿胸锁乳突肌行多指拿揉法。

2. 揉翳风，点风府、哑门、天柱等穴。

3. 沿发际边缘及枕后边缘行多指揉、按或擦法。

4. 点揉公孙、足三里、大陵与内劳宫。

如为中枢神经或周围神经病变造成的一侧流涎，则施术于患侧；其他原因造成的双侧流涎，则双侧交替施术。

[随证加减手法]

1. 阳明积热：清胃经，清大肠，退六腑，自曲池至合谷交替点按。

2. 脾胃虚寒：补脾经、推三关，手掌搓热摩腹，点揉气海、关元，擦脾俞、胃俞。

【注意事项】

1. 简易疗法：取热水，加入少量白矾溶化后，于睡前泡洗双足；或白附子捣碎，用米醋调成薄饼，临睡前敷于涌泉穴，用绷带固定，翌晨拿去。

2. 简易食疗方：①白糖腌渍西瓜肉，曝晒至干，口服，治疗阳明积热而频起口疮所致流涎者。②取银耳用冷开水浸泡发后加冰糖蒸熟，食银耳及汁，可治疗脾胃虚弱所致的口疮、流涎。

3. 保持小儿口腔清洁。

十八、遗尿

【概述】

遗尿症是指 3 岁以上的小儿白天仍不能控制排尿，或不能从睡觉中醒来而自觉地排尿。小儿遗尿多数是功能性的，属于心理、情绪、行为异常性疾病的范畴；但也有小部分患儿是由于蛲虫、先天性脊柱裂、脊髓损伤或大脑发育不全等器质性病变所造成。按摩治疗遗尿症有很好疗效。

【临床表现】

遗尿临床上表现为 3 岁以上小儿有白天不能控制排尿，或夜间不能醒来自行排尿。临床常见证型：

1. 肾气虚寒：常见遗尿、尿频，尤其夜尿次数较多，小便清长，四肢不温，畏寒体弱，腰膝酸软，舌淡苔白，脉虚无力。

2. 湿热下注：常见遗尿，小便黄赤，心烦躁热，睡眠不安，纳差便溏，舌红苔黄厚腻，脉滑数。

【诊断标准】

1. 发病年龄在 3 周岁以上，寐中小便自出，醒后方觉。

2. 睡眠较深，不易唤醒，每夜或隔几天发生尿床，甚则每夜遗尿数次。

3. 尿常规及尿培养无异常发现。

4. 部分患儿腰骶部 X 线摄片显示隐形脊柱裂。

【治疗】

对遗尿症的治疗应补肾益气、固摄膀胱。膀胱气化的关键在肾。遗尿症不论是直伤于肾还是病及于肺脾，不论是导致脏腑的虚衰还是邪气下迫，都是最终影响到肾对膀胱的气化、固摄作用。因而手法治疗的重点仍在加强肾气，或用温阳散寒之法，或用祛湿清热之法，都要与补益肾气之法相结合，才能达到理想的治疗目的。

[**基本手法**]

1. 在第一腰椎至第五腰椎两侧华佗夹脊穴行连续压迫法，反复施术。

2. 在腰部命门、肾俞等穴用大鱼际搓至发热或皮肤微红。

3. 用小鱼际侧面搓双足心至热，揉涌泉穴。

4. 摩揉少腹，点揉中极。

5. 掌推大腿内侧，从血海穴到气冲穴，反复施术后再揉同侧血海和三阴交穴，并同时点压两穴。

6. 补肾经，推肾纹。

[**随证加减手法**]

1. 肾气虚寒：对腹部、背部行搓热手法，施术时间稍长；将少腹部的皮肤纵向提起行捻揉法，点揉中极穴。

2. 湿热下注：清小肠，自上而下推脊，点揉膀胱俞，点太溪、涌泉。

【注意事项】

1. 帮助病儿建立良好的生活习惯，晚间定时排尿，白天不要玩得太累，睡前不要吃得太饱、喝得太多。

2. 选耳穴肾、膀胱、脑、皮质下、尿道、神门等，用王不留行籽按压其处，胶布固定，每日白天揉按 2～3 次，夜晚睡前揉一次。

3. 可多食一些益肾固摄的食物，如核桃、桑椹及动物内脏等。

4. 简易食疗方：公鸡肠洗净，焙干，与面粉混匀，加油、盐烙饼，适用于肾虚遗尿者；山药、茯苓蒸熟，加白糖、油、果料等，用白面包包子，适用于脾肾两虚遗尿者。

十九、尿闭

【概述】

尿闭，即尿潴留，中医称之为癃闭，系指以排尿困难甚至闭塞不通为主症的疾患，其中小便不畅，点滴而短少，病势较缓者为癃；小便闭塞，点滴不通，病势急暴者为闭。尿闭，不仅使患儿痛苦不已，也使毒素难于排出而蓄于体内，出现严重并发症，故应当尽快处置。按摩疗法对癃闭有一定效果。

【临床表现】

本病以排尿困难，全日总尿量明显减少，甚至小便闭塞不通，点滴全无为主要临床表现。起病或突然发生，或逐渐形成。一般在癃的阶段表现为小便不利，排尿滴沥不尽，或排尿无力，或尿流变细，或尿流突然中断，全日总尿量明显减少；在闭的阶段表现为小便不通，全日总尿量极少，甚至点滴全无，或小便欲解不出，小腹满胀，状如覆碗。尿闭可突然发生，亦可由癃逐渐发展而来，病情严重时，尚可出现头晕，胸闷气促，恶心呕吐，口气秽浊，水肿，甚至烦躁，神昏等症，尿道无疼痛感觉。

1. 膀胱湿热：小便点滴不通，或量少而短赤灼热，小腹胀满，口苦口黏，或口渴不欲饮，或大便不畅，苔根黄腻，舌质红，脉数。

2. 肺热壅盛：全日总尿量极少或点滴不通，咽干，烦渴欲饮，呼吸急促或咳嗽，苔薄黄，脉数。

3. 肝郁气滞：小便不通，或通而不爽，胁腹胀满，情志抑郁，或多烦易怒，舌红，苔薄黄，脉弦。

4. 瘀血内阻：小便不通，兼见小腹胀痛，舌质紫暗，或有瘀斑，脉涩。

5. 中气不足：时欲小便而不得出，或量少而不爽利，气短，语声低微，小腹坠胀，精神疲乏，舌质淡，脉弱。

6. 肾阳衰惫：小便不通或点滴不爽，排出无力，面色㿠白，神气怯弱，畏寒怕冷，腰膝冷而酸软无力，舌淡，苔薄白，脉沉细而弱。

【诊断标准】

1. 病史：有原发病史或外伤史。

2. 急性尿潴留会表现为下腹部胀痛，尿意紧迫但排不出尿液。

3. 慢性的尿潴留可表现为排尿困难，每次仅少量排尿，尿频，尿后胀大的膀胱不缩小，常合并感染，有尿路刺激的症状，严重者可有肾功能减退的症状，如恶心、呕吐、贫血等。

4. 徒手检查：在耻骨上可见球形隆起的膀胱，触诊表面光滑有弹性，叩诊呈浊音。

5. 膀胱导尿术或耻骨上膀胱穿刺术，可引出大量的尿液。

6. B 超检查、尿路 X 线平片、膀胱内压力测定有助于本病的诊断。

【治疗】

[基本手法]

1. 掌摩小腹部，指按或掌按中极穴，同时令患儿鼓起腹部，医者的手与患儿腹部相对用力。

2. 自上而下推大腿内侧，轻揉阴廉穴，沿下肢内侧由上至下顺序点压足少阴肾经，重点阴陵泉、三阴交穴。

视频 3-1-16
压中极

3. 搓摩腰骶部，拍打八髎穴，重点命门、肾俞、志室、会阳等穴。

[**随证加减手法**]

1. 膀胱湿热：清小肠，清天河水，掐揉至阴穴。

2. 肺热壅盛：清肺经，点合谷、曲池、中府。

3. 肝郁气滞：清肝经，搓摩胁肋。

4. 瘀血内阻：自上向下轻摩小腹，点揉膈俞、血海。

5. 中气不足：点揉百会、丹田、足三里，捏脊。

6. 肾阳虚衰：补肾经，双手搓热按于小腹，点揉关元，横擦腰骶。

【注意事项】

1. 施术时，最好配合流水声，如稍开水龙头，或用水壶轻轻向盆中滴水。

2. 尿闭严重、少腹胀满、疼痛拒按者，慎在腹部施术。

第二节　骨伤科疾病

一、小儿肌性斜颈

【概述】

　　小儿肌性斜颈是由于一侧胸锁乳突肌挛缩变性引起的以小儿头向患侧歪斜、颜面旋向健侧为主要特征的小儿骨科常见疾病，属于中医"筋缩"范畴。在婴幼儿中发病率为 0.4%～1.9%，推拿是保守治疗本病的首选方法。

　　胸锁乳突肌起于胸骨柄上部和锁骨胸骨端，肌纤维斜向后上止于颞骨乳突，一侧肌肉收缩使头向同侧侧屈，颜面转向对侧，两侧肌肉收缩使头后仰。

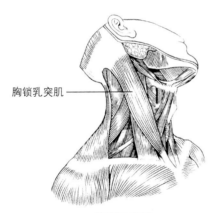

胸锁乳突肌 ——

胸锁乳突肌

　　肌性斜颈的直接原因是胸锁乳突肌的纤维化引起挛缩和变短，但引起此肌纤维化的真正原因尚不清楚。目前存在多种学说：子宫内拥挤学说、宫内或围产期筋膜间室综合征后遗症学说、SCM 胚胎发育异常学说、遗传学说、炎症学说、血肿学说等。但上述假设学说均未证实。总之，小儿肌性斜颈可能为先天易感因素与后天环境因素等多因素共同作用所致。

【临床表现】

　　1. 斜颈畸形：婴儿出生后家长可发现患儿头部向患侧倾，颜面向健侧旋转，

2～3周后斜颈畸形更加明显，将头转向健侧明显受限。

2. 胸锁乳突肌肿块或挛缩、僵硬：绝大多数患儿颈部可触及包块，包块多呈梭形或卵圆形，质地或软或硬，大小不等，多位于胸锁乳突肌中下段，无压痛，包块可随肌肉的收缩而移动。一般在1～2个月后达到最大，之后逐渐缩小。部分患儿肿块不消失并产生肌肉纤维化。

3. 颜面部畸形：主要表现为两侧颜面部不对称，患侧眼外角至口角的距离缩短，患侧眼裂位置平面降低，患侧面部窄而平，少数患儿两侧耳、鼻出现不对称，颈椎可发生代偿性侧凸畸形。

除上述主要表现外，本症尚可合并先天性髋臼脱位及颈椎其他畸形。

【诊断】

1. 出生后发现一侧胸锁乳突肌上有梭形或卵圆形的包块，肌肉变短，失去弹性。

2. 头向患侧偏斜，下颌部指向健侧。

3. 严重时面部发育不对称，患侧面部和颅骨均较健侧小，双眼裂水平不对称。

4. 彩色超声波检查：彩色超声波显像患侧胸锁乳突肌增粗、增厚，或可探及肌性肿块，回声增高或减低。

5. 除外其他疾患所致的斜颈：如颈椎先天性畸形（半椎体、先天性短颈），颈椎损伤（骨折或旋转性半脱位），锁骨产伤骨折，炎性病变（扁桃体炎、颈淋巴腺结核、颈椎结核）引起胸锁乳突肌痉挛，自发性颈椎半脱位，视力障碍引起头部倾斜等。

6. 必要时，拍颈椎 X 线片以明确诊断。

【治疗】

1. 按揉胸锁乳突肌：一手食、中、无名指三指沿患侧胸锁乳突肌起点至止点反复按揉。

2. 用多指捻揉患侧胸锁乳突肌，重点捻揉肿块及挛缩部位，力量由轻到重，以患儿耐受为度。若胸锁乳突肌紧张无包块，除捻揉外增加拨揉手法，重点操作胸锁乳突肌两端。

视频 3-2-1　颈部侧屈牵伸法

3. 颈部侧屈牵伸法：医者一手扶住患侧肩部，另一手扶住患儿头部，将头向健侧侧屈，使患儿头部在额状面内，做被动侧向运动，反复施术。

4. 颈部旋转侧屈牵伸法：患儿仰卧位，助手固定双肩，医者一手扶枕后，另一手扶住健侧颜面部，轻轻牵引并向患侧旋转至最大角度，保持片刻。也可俯卧位操作，医者一手固定患儿患侧肩部，另一手将患儿颜面转向患侧，伏于床面，保持片刻。

视频 3-2-2 颈部旋转侧屈牵伸法

5. 多指拿揉颈肩部，重点操作同侧斜方肌以及斜角肌。

6. 多指按揉患侧面部及眼周，点揉鱼腰、太阳、承泣、下关、颊车等穴。之后再用双手多指交替，自患侧下颌向上提摩，经头顶部至对侧颞部，点按健侧率谷、悬颅片刻。

视频 3-2-3 提摩头面

【注意事项】

1. 患儿颈部皮肤保持局部清洁干燥，手法操作前应涂抹介质以防损伤皮肤。

2. 颈部牵伸手法着重用于胸锁乳突肌挛缩的患儿，根据患儿年龄选择体位，力度要先轻后重，逐渐加力，牵伸幅度以患儿耐受为宜，不可暴力，牵伸手法后，应在局部施以按、揉等放松手法。

3. 日常护理：患儿睡觉时，可用楔形枕将其健侧枕部垫起，使其颜面转向患侧，进食、游戏或看电视时尽可能在患侧，以纠正斜颈畸形。对于稍大患儿，嘱其多用患侧咀嚼，有助改善颜面不对称的情况。

二、落枕

【概述】

落枕，现代医学称为肌筋膜纤维质炎。它是由于睡眠姿势不当或风寒之邪侵袭颈部，出现的急性颈部肌肉紧张，以致转动失灵的一种证候。本病的发生多由于睡姿不良，使头颈长时间处于过度扭转位；或枕头过高、过低、过硬，引起颈部一侧肌肉紧张，使颈椎小关节扭错时间较长而致肌筋强硬，气血运行不畅，局部疼痛，活动不利；另有部分患儿因睡眠当风，外感风寒邪气，使颈项局部寒阻血脉、气血瘀滞而局部疼痛，活动障碍。

【临床表现】

1. 瘀滞型：晨起颈项疼痛，活动不利，活动时患侧疼痛加剧，头部歪向患侧，局部有明显压痛点，有时可见筋结，舌紫暗，脉弦紧。

2. 风寒型：颈项背部强痛，拘紧麻木，可兼有恶风、微发热、头痛等表证，舌淡，苔薄白，脉弦紧。

【诊断】

1. 一般无外伤史，多因睡眠姿势不良或感受风寒后所致。

2. 急性发病，睡眠后一侧颈部出现疼痛，酸胀，可向上肢或背部放射，活动不利，活动时患侧疼痛加剧，严重者使头部歪向患侧。

3. 患侧常有颈肌痉挛，胸锁乳突肌、斜方肌、大小菱形肌及肩胛提肌等处压痛，在肌肉紧张处可触及肿块和条索状的改变。

4. X线片多无异常改变。

【治疗】

以右侧为例，患儿正坐。

1. 医者将手掌搓热，敷于患部后用手掌做轮状揉法，从颈部到肩部，反复施术。风寒型着重使用本法。

视频 3-2-4
揉肩颈

2. 用双手拇指沿痉挛肌群行连续压迫法，在疼痛处进行深透的捻揉。

3. 用拇指点颈中穴，用小鱼际侧面沿颈部两侧行擦法。

4. 点绝骨、曲池、落枕（位于手背，第二、三掌骨之间，掌指关节后约 0.5 寸处）穴，同时令患儿活动颈部。瘀滞型着重使用本法。

5. 有颈椎错缝者，可行颈部旋转复位法。

【注意事项】

1. 症状轻者，局部可用热敷灵、麝香虎骨膏、伤湿止痛膏等外用药。

2. 症状重、年龄较大的患儿，亦可用针灸法治疗，可选用风池、大椎、后溪、绝骨、落枕等穴；亦可在疼痛、痉挛的局部取穴，多用泻法，不留针。

3. 注意操作后局部保暖，避免长时间伏案。

三、颈部扭挫伤

【概述】

颈部扭挫伤是指各种暴力使颈部过度扭转，或受暴力冲击引起的颈部软组织损伤及颈椎小关节紊乱。

患儿在跌倒、嬉闹时使颈部过度扭转，或头部受到暴力冲击，均可引起颈部的急性扭挫伤。运动中的前滚翻、后滚翻以及倒立等活动，因活动不当或准备活动不充分，亦可引起颈部扭挫伤。

【临床表现】

1. 颈部疼痛，活动受限不能转侧或呈低头强迫体位。

2. 局部肿胀，可触及包块或条索。

3. 个别有神经受压可出现手臂麻木，肌力减弱，感觉神经分布区出现感觉障碍或过敏。

【诊断】

1. 颈部有急性外伤史。

2. 颈部疼痛，向背部放射，头部旋转或仰头时疼痛加剧。

3. 颈部活动受限，头多偏向患侧，严重者不能转头、点头等动作。

4. 颈背侧肌肉紧张，压痛明显，局部有肿胀、压痛，臂丛神经损伤牵拉试验阴性，椎间孔挤压试验阴性。

5. X 线片颈椎曲度改变、侧弯，寰枢椎侧块间隙不等，无骨质改变。

【治疗】

1. 沿第二至第七颈椎两侧行指揉法，向左侧弯，重点揉左侧；向右侧弯，重点揉右侧。

2. 拿揉两侧斜方肌，以紧张一侧为主。

视频 3-2-5　颈椎关节紊乱矫正

3. 患儿坐位，助手在患儿前方双手固定其后枕及下颌部，并轻轻向上牵引并固定，医者将患儿双肩先向前推，再向后拉，然后向左右各扳动一下，矫正颈椎关节紊乱。

4. 双手点按肩井、扭伤穴（手三里往外 1 寸、下 1 寸），同时令患儿活动颈部。

【注意事项】

1. 手法矫正轻快柔和，不可暴力。

2. 治疗后注意局部保暖，避免再次受到外力冲击，可佩戴颈托。

四、青少年颈椎病

【概述】

我国近年来颈椎病患者中青少年所占比例高达 10%，颈椎病具有发病低龄化的趋势。颈型、椎动脉型颈椎病是青少年多发的颈椎病类型，其病因主要是青少年长期的不良坐姿、伏案学习及长时间的电脑前操作，从而出现颈部肌肉僵硬及软组织水肿等多方面的颈部改变，主要是颈椎生理曲度的改变，引起生物力学的综合性失衡，病情迁延日久则会发生椎体失稳、椎间盘退变、骨质增生及小关节的紊乱，对颈椎周围的血管、神经、脊髓等软组织产生压迫、刺激，从而出现相应的颈椎屈伸活动受限、颈肩部疼痛等临床症状。

【临床表现】

颈肩部肌肉酸痛、僵硬，疲劳、受累后易加重，且部分患者还伴有头晕、头痛、恶心、呕吐、记忆力下降、心悸、胸闷、失眠、耳鸣等症状。

【诊断】

1. 患者有慢性劳损或外伤病史。

2. 颈椎表现为退行性变化，其颈肩部有疼痛感，患者病变颈椎以及累及肩胛区域压痛感较明显，其上肢出现麻木疼痛感。

3. 患者颈部僵硬，导致其活动受限，对其行臂丛神经牵拉或者椎间孔挤压试验结果表现为阳性。

4. 对患者行 X 线检查，显示颈椎发生生理曲度变化，有反张、变直或棘突偏歪等情况出现。

【治疗】

1. 拿揉颈肩部，重点操作肌肉紧张部位。

2. 拇指按揉枕骨下缘，点按风池、风府、哑门等穴。

3. 点按颈椎棘突或横突旁压痛点，同时被动活动颈椎。

4. 掌揉肩背部，拇指点按胸椎华佗夹脊穴。

5. 提拿肩井或腋后缘，同时令患儿做颈部主动活动。

6. 对头晕者重点操作枕后三角，加点百会、内关等。

【注意事项】

1. 手法由轻到重，动法不可暴力。

2. 纠正读写姿势，控制低头伏案时长。

3. 加强体育锻炼，重点做颈椎操。

视频 3-2-6
颈椎操

五、屈指肌腱狭窄性腱鞘炎

【概述】

屈指肌腱狭窄性腱鞘炎又称"弹响指"，是小儿常见的先天性畸形。由于屈指肌腱位于掌指关节远端，受腱鞘狭窄性纤维软骨性病变的束窄，使近侧肌腱增粗或呈结节状，使指间关节呈屈曲位，不能主动伸直，被动伸展时引起疼痛或弹响，常见于 6 个月至 2 岁，多见于拇指，其发病率约为 0.05%。

本病局部的病变是屈拇腱鞘开口处纤维增厚紧扣，肌腱受刺激变肥厚而不能通过，但引起纤维增厚的原因不明。小儿多因先天性畸形，主要是胎儿时期拇指过度弯曲，导致籽骨水平的掌指关节环状韧带增厚狭窄，影响小儿手指的正常发育。

【临床表现】

小儿出生时并无异常，一般在 1 ～ 2 岁时出现症状。单侧或双侧发病。多数患者起初拇指伸屈有弹跳感，屈伸功能障碍，晨起更加明显，活动后能减轻或消失。掌指关节屈曲可有压痛，有时可触到增厚的腱鞘、状如豌豆大小的结节。屈曲患指时，手指突然卡住于半屈曲位，不能屈伸活动，用另一手协助扳动后，手指又能活动。掌指关节掌侧处有圆形隆起，或有压痛。

【诊断】

1. 有手腕部损伤史或先天性畸形史，好发于拇指。

2. 指间关节呈屈曲位，活动受限，活动时可有弹响声或咔咔声，严重时出现交锁现象。

3. 掌侧面有压痛，患儿常因压痛啼哭，并可触及黄豆大小结节肿块。

4. B 超显像病变腱鞘不同程度增厚，呈低回声，局部血流信号可增加，动态观察可见肌腱在腱鞘内滑动困难。

【治疗】

手法治疗可以概括为揉、牵、旋、理、压和远端配穴。

1. 揉：拇指沿前臂肺经循行路线自上而下按揉至第一掌指关节。

2. 牵：医者一手握患手手腕，另一手拇指与食指捏住患指的第一指间关节，中指压于患指背面进行垂直牵引。

视频 3-2-7
牵引患指

3. 旋：保持上法的体位，使患指关节做环转运动。

4. 理：医者一手握患者手腕，另一手拇指与食指揉、理患指肌腱。

5. 压：患手掌心向下，将不能屈伸的手指放在平且硬的桌面或者治疗床上，医生用大鱼际快速按压患指背面，反复施术。远端配穴根据患指所属经络选穴。如拇指配肺俞、曲池、鱼际穴。

视频 3-2-8
按压患指

【注意事项】

1. 在推拿治疗时，局部需采用活血化瘀、消炎止痛药膏作为介质进行操作。

2. 手法力度要适中，切忌暴力，避免关节损伤。

3. 治疗期间患处避免过度屈伸活动，并要注意保暖。

六、桡骨小头半脱位

【概述】

桡骨小头半脱位又称小儿牵拉肘，好发于 5 岁以下小儿，与小儿肘部解剖生理特点有关。桡骨小头位于肘关节外侧，其上关节面凹陷与肱骨小头相关节，环状关节面与尺骨切迹组成桡尺近侧关节。包绕桡骨小头的环状韧带，其两端附着于尺骨桡切迹的前、后缘，其主要功能可使前臂旋前及旋后。

幼儿的桡骨小头发育不全，桡骨小头的周径比桡骨颈干周径小，关节囊及环状韧带远侧缘相对松弛，不能牢固保持桡骨小头的位置，这是小儿容易患桡骨小头半脱位的解剖条件。另外，桡骨小头并非圆形，而是关节面的前后径大于左右径的椭圆形，桡骨小头关节面也并非完全垂直于桡骨的纵轴，而是有一定角度，其角度大小与前臂旋转活动有关，倾斜度的变化会影响环状韧带的上下活动。当患儿前臂被过分向外上方提拉时，肱桡关节间隙加大，桡骨小头直径短的部位转至前后位，从包绕桡骨的环状韧带中向下滑脱，使环状韧带嵌顿于桡骨小头与肱骨小头之间，或使环状韧带薄弱处撕脱，从而阻碍桡骨小头回位，致半脱位产生。

【临床表现】

患儿前臂下垂，常常处于旋前位，常用健侧手托扶患肢，肘关节半屈曲位，在桡骨小头前外侧有压痛，肘关节屈、伸活动受限，不能持物上举，穿衣伸袖困难。

【诊断】

1. 有过猛、过度牵拉史。

2. 肘部疼痛的小儿往往哭闹，怕触摸，拒绝拾物、持物，桡骨小头处压痛明显。

3. 肘关节功能受限，肩平面以下尚可忍痛活动，但不能上举超过肩平面。患儿耸肩，肘关节略屈曲，前臂下垂，处于旋前位。

4. X 线片多无异常，部分可见桡骨头旋转或桡骨小头偏离轴位。

【治疗】

复位手法操作：家长怀抱患儿坐好，一手护住患儿胸部，一手持患儿上臂。医者面向患儿：

1. 旋转复位法：一手捏住患儿肘部，拇指抵在桡骨小头后上方，另一手握住腕部，在轻轻牵引下使之前臂内外旋动，并顺势屈曲肘关节，拇指同时按压桡骨小头。在前臂旋后过程中可感觉到（或听到）桡骨小头复位的入臼声。复位成功后，症状马上消失，活动如常。

视频 3-2-9
旋转复位法

2. 牵引复位法：一手托住患儿肘部，拇指按住肱骨小头前（向后按），一手握住桡骨远端，顺势牵拉肱桡关节，使前臂旋后，并屈曲肘关节。

视频 3-2-10
牵引复位法

3. 翘肢复位法：医者将患肢从腰间环跨于腹前，一手按在桡骨小头处，一手握住桡骨远端，以按住桡骨小头拇指为支点，牵拉肱桡关节，靠腰的旋转力使桡骨小头复位。

视频 3-2-11
翘肢复位法

复位成功后，一般不需固定。为避免牵拉再脱，可用三角巾悬吊 2～3 天。

【注意事项】

1. 一周内患肢不宜提拿东西。

2. 避免再次过分向外上方提拉患肢。

3. 手法注意事项：握持桡骨下端，而非整个腕部；顺势牵引，不做强迫伸直动作。

七、特发性脊柱侧弯

【概述】

脊柱侧弯又称为脊柱侧凸，是指脊柱的一个或数个节段在冠状面上偏离身体中线向侧方弯曲，形成一个带有弧度的脊柱畸形，侧突畸形可与超过生理性侧凸或后凸畸形同时存在，侧凸的椎体伴有旋转畸形，侧凸程度越大，旋转越严重，使肋骨和胸廓变形，两侧不对称，严重影响心肺功能。引起脊柱侧弯的原因很多，但在临床上 80% 以上是特发性脊柱侧凸，幼年及青少年多发，女性多于男性。

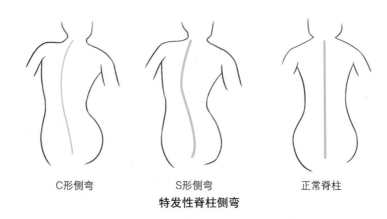

| C形侧弯 | S形侧弯 | 正常脊柱 |

特发性脊柱侧弯

脊柱侧凸后，脊柱解剖形态发生了改变。主要是：①顶椎椎体楔形变，凹侧椎弓根变短、变窄、椎管变形；②椎间盘表现为凹侧变窄，凸侧间隙变宽；③胸部畸形，由于脊柱旋转和侧凸导致凸侧肋骨变形，向后凸出，凹侧肋骨互相挤在一起，向前凸起，造成胸廓旋转出现"剃刀背"畸形。

特发性脊柱侧弯的病因尚不明确，目前存在诸多学说，如遗传基因、神经系统平衡功能异常、神经内分泌异常以及躯干生长不平衡等。

【临床表现】

1. 初诊时以背部畸形为主要症状。表现为站立位姿态不对称，如双肩不等高，两侧肩胛骨不对称，一高一低，胸廓不对称。严重者可导致胸廓旋转畸形、躯干倾斜、胸廓下沉、躯干缩短，以及由于胸廓容积下降导致的活动耐力下降、气促、心悸等。

2. 剃刀背畸形，即腰部前屈时两侧背部不对称。

3. 一侧腰部凹陷，皮纹皱褶，两侧肋弓至髂嵴距离不等长。

4. 内脏压迫症状：最主要的是循环系统的压迫，心脏移位，心功能受限，心跳加速；其次是肺活量减少，呼吸加速；再次是消化系统受压而致消化不良、食欲不振；神经系统方面可产生神经根性疼痛及脊髓麻痹症。

【诊断】

1. 无先天性疾病及明确的外伤史。

2. 体格检查躯干不对称，脊柱呈侧弯畸形，凹侧皮温可见异常。

3. 弯腰前屈试验阳性。

4. 检查全脊柱 X 线正位片，测量 Cobb 角 ≥ 10°。

5. 个别病例可有背痛、腰痛，易疲劳，运动后可见胸痛、胸闷、气短等临床症状。

【治疗】

[**常规手法**]

以左侧凹陷、右侧凸出为例。

1. 患儿仰卧位，掌揉胸大肌、三角肌，以左侧为主。

2. 患儿右侧卧位，令助手将患儿左臂上拉，医者掌揉腋下、胸壁外侧，多指拿揉肩胛骨外侧缘。

3. 患儿俯卧位，医者掌揉背部肩胛区，令助手将患儿左臂上拉，掌揉大、小圆肌。

4. 多指点推脊柱两侧，自上而下由大椎穴至第一腰椎，以左侧为主。

[**复位法**]

1. 胸椎复位：以胸椎棘凸向右侧偏歪为例。患儿俯卧位，医者站其右侧，右手掌根置于偏歪棘凸右侧，左手掌根置于偏歪棘凸左侧稍上方，令患儿吸气后缓慢呼气，在呼气末，双掌同时垂直向下用力，此时双掌可有复位感，或可听到响声。

视频 3-2-12
胸椎复位

2. 腰椎复位：以腰椎棘凸向右侧侧弯为例，患儿左侧卧位，右腿屈曲在上，左腿伸直在下，呈跑步姿势，医者站其前，将右肘放于患儿肩前部，左肘放于患儿骶骨后方，双拇指放于侧弯弧线最高点两臂向相反方向用力，使要矫正的关节活动度至最大角度后发力，此时拇指可有复位感，或听到响声。

视频 3-2-13
腰椎复位

【注意事项】

1. 胸椎矫正时去除胸前坠饰及纽扣、拉链等，并配合呼吸行矫正手法，避免损伤胸肋。

2. 严重畸形者可适当佩戴矫形支具，加以辅助治疗。

3. 脊柱侧弯角度大于 45 度，或已影响到心肺功能以及神经系统则应及早手术治疗。

4. 加强锻炼，重点练习脊柱矫正操，起到辅助治疗作用，并且能提高心肺功能。

八、膝内翻、膝外翻

【概述】

膝内、外翻是小儿常见的下肢成角畸形，膝内翻是指膝关节以下向内翻转，双侧踝关节靠拢后，两侧膝关节之间留有间隙，又称"O"形腿或弓形腿。膝外翻是指膝关节以下向外翻转，两侧膝关节靠拢后，两侧踝关节之间留有间隙，又称"X"形腿或碰膝症。双侧膝外翻占这类畸形总数的60%～70%；双侧膝内翻约占25%；其他为单侧膝内、外翻，需手术治疗的为少数，不到5%～10%。

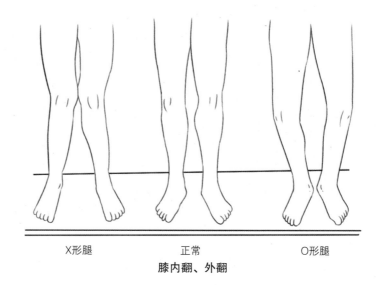

X形腿　　　　　　正常　　　　　　O形腿

膝内翻、外翻

在临床上根据病因分为：

1. 发育性膝内外翻：小儿出生后以"O"型腿为主要表现，直到会行走后，下肢才逐渐变直，到3～4岁的幼儿通常表现为"X"形腿，在6～7岁左右接近于成年人，存在5°左右的膝外翻。在以上年龄段出现的膝内翻、膝外翻绝大多数是生理性的，不需要过多干预。

2. 病理性膝内外翻：由于儿童处于生长发育过程中，任何可以影响下肢生长的疾病或者应力均有可能导致膝内翻或者膝外翻。例如：继发于佝偻病、黏多糖病、脊髓灰质炎等原发疾病；继发于骨折等损伤因素；继发于骨髓炎等感染性疾病；特发性膝内翻或者膝外翻；使用学步车，经常骑马等运动引发的膝内外翻需要及早进行干预治疗。

【临床表现】

1. 膝内翻：膝内翻患儿两膝间距增大，行走时足内旋成八字脚，严重者影响到髋关节而臀后翘。患儿常因行走不利两脚相绊而跌倒。膝关节处可有疼痛或压痛。

2. 膝外翻：膝关节外翻患儿行走时两踝距离增大，两膝经常碰撞，不耐疲劳，易跌倒。严重膝外翻者，髌骨可向外脱位。

根据膝、踝关节间的距离分为三度。轻度：两关节间距 3cm 以内。中度：两关节间距 6cm 以内。重度：两关节间距在 9cm 以上。

【诊断】

1. 观察行走、站立时下肢的力线，两膝不能并拢，间距增大成 O 形为膝内翻，两踝之间不能并拢，距离增大成 X 形为膝外翻。

2. 观察髂前上棘经髌骨终点向下的连线，正常应垂直于第二跖骨，若偏向三、四、五跖骨则为膝内翻，偏向第一跖骨内则为膝外翻。

3. 观察行走时下肢负重期间有无膝关节外侧向外凸出，若出现向外凸出，则表示膝外侧副韧带松弛，应进一步检查膝内外侧副韧带以及交叉韧带的稳定性。

4. X 线片可明确诊断，测量胫骨和股骨纵轴所成的夹角即胫股角，判断膝内外翻的角度和发展程度。

【治疗】

1. 患儿仰卧，拿揉下肢股四头肌以及膝关节周围，点揉血海、梁丘、内外膝眼，膝外翻者重点推揉大腿外侧肌群。

2. 拨揉小腿外侧肌群，点揉足三里、阳陵泉、阴陵泉。

3. 患儿俯卧，掌揉腰臀部，点按脾俞、肾俞、居髎、环跳，拿揉下肢后侧，点揉阴谷、膝阳关、委中等穴，膝内翻者重点推揉大腿内侧肌群。

4. 矫正手法：医者一手握患儿患膝，另一手握小腿下段，握膝之手向内用力，握腿之手向外用力，纠正膝内翻畸形。反之，握膝之手向外用力，握腿之手向内用力，纠正膝外翻畸形。双手相对用力时不可暴力，缓缓加力达到最大限度时保持片刻，以患儿耐受为度。

视频 3-2-14
膝内外翻矫正

5. 将下肢各关节力线摆正，做下肢屈伸运动数遍。

6. 捏脊。

【注意事项】

1. 注意患儿坐姿，避免盘腿或 W 形跪坐位。

2. 引起明显代偿性足内翻患儿可用足纵弓鞋垫支持。

3. 中度以上膝内外翻患儿夜间可穿戴矫形支具，以减轻膝关节侧副韧带的牵拉，同时促进下肢骨骺生长，纠正下肢成角畸形。

4. 病理性的膝内、外翻，要针对病因治疗，严重畸形者采取手术治疗。

九、髋关节滑膜嵌顿

【概述】

髋关节滑膜嵌顿是一种主要发生在小儿的骨伤科病变，剧烈运动和外伤是本病的主要病因，髋关节过度外展外旋使股骨头与髋臼窝之间发生微小移动，致使关节周围组织嵌入其中，导致此症。多发于3～6岁的男孩，单髋多见。

小儿髋关节有不同于成人的特征，髋臼窝浅，股骨头发育不全，头颈比例较小，骨骺未闭合，关节囊松弛，周围韧带欠稳固，肌肉不发达，故小儿髋关节活动度比成人大。由于髋关节的神经是来自于坐骨神经和闭孔神经前支，后者又有一支感觉神经分布于膝关节，故不少患儿往往因膝关节疼痛而被误诊为膝部疾患。

【临床表现】

起病急，突发性髋关节疼痛，髋关节活动受限，尤以内旋为甚，患肢呈外展外旋的半屈曲位，轻者走路跛行，重者不能行走，较大患儿则主诉膝关节内上方疼痛。

【诊断】

1. 患儿跛行或家长怀抱来诊。

2. 多数患儿有过度跑跳或扭伤史。

3. 患侧腹股沟部肿胀、压痛，骨盆向患侧倾斜，患肢假性增长，双侧臀横纹不对称。

4. 髋关节内收试验阳性。

5. 辅助检查：实验室检查无异常，体温正常，骨盆X线片示髋关节未见骨质破坏，少数可见髋关节内侧间隙增宽。MRI示股骨头与髋臼内侧间距增宽，其间有异常软组织影。

【治疗】

1. 患儿仰卧，在大腿内侧及疼痛部位行拿、揉等放松手法。

2. 患肢屈曲，使膝关节紧贴小腹部，一手扶膝一手扶踝，做最大幅度的髋关节内收、外展活动数次。

3. 在患儿精神放松时，配合内收、外展活动，逐渐将患肢内收内旋至最大角度，双手突然向腹侧发力，此时可

视频3-2-15　髋关节滑膜嵌顿整复

听到弹响声，再将患肢缓慢伸直，可反复操作。

4. 最后在髋关节周围行拿、揉等放松手法。

【注意事项】

1. 复位后要求一周内避免跑跳，同时可在局部贴通经活络、消炎止痛的药膏或激光等理疗促进恢复。

2. 若伴有发热应进一步检查，排除感染性髋关节炎。

十、踝关节扭伤

【概述】

踝关节扭伤，是由于路不平或由高处落下，足部受力不均，致使踝关节过度内翻或外翻而造成的踝损伤病症。

踝关节是由胫、腓骨下端的关节面与距骨滑车组成的蜗状关节，故又称距小腿关节。踝关节前后韧带薄，关节囊前后松弛，这样的解剖结构有利于踝关节的屈伸活动。当足背屈时，腓骨旋外、上升并向后移动，踝穴增宽 1.5～2mm，以容纳较宽的距骨体前部进入踝穴，同时胫腓韧带相应紧张，距骨内、外侧关节面与内、外踝关节面紧密相贴，踝关节稳定，故在足背屈时不易造成韧带损伤，一旦受伤时则伴发骨折；而足跖屈时，距骨体较宽部分滑出踝穴，腓骨内旋、下降并向前移动，踝穴变窄，距骨较窄部分进入踝穴，胫腓韧带变松，踝关节相对不稳定，故在足跖屈时容易发生韧带损伤。此外，踝关节内侧三角韧带比外侧跟腓韧带和距腓前、后韧带坚韧，且外踝比内踝窄，外踝比内踝靠下 0.5cm，靠后 1cm，故踝关节易发生内翻而损伤外侧副韧带。

【临床表现】

足不能着地，走路跛行，足踝部疼痛甚至局部肿胀青紫，踝关节活动受限。由于扭伤时小腿肌肉保护性强力收缩，可伴有小腿胫前肌、腓骨长短肌的酸痛。

1. 气滞血瘀：损伤早期，踝关节疼痛，活动时加剧，局部明显肿胀及皮下瘀斑，踝关节活动受限，舌红，边有瘀点，脉弦。

2. 筋脉失养：损伤后期，关节持续隐痛，轻度肿胀，或可触及硬结，步行欠力，舌淡，苔薄，脉弦细。

【诊断】

1. 有踝关节扭伤史。

2. 踝关节患侧出现疼痛、肿胀及活动障碍。

3. 踝关节患侧可出现皮下瘀血、压痛，活动受限。向对侧翻时痛剧，向患侧翻时痛可减轻。

4. X 线检查：踝部正位片正常；如将足强力置于内翻位或外翻位摄正位相，可见到距骨倾斜角增大，有时见移位现象。

【治疗】

若患儿局部肿胀明显，不宜重手法刺激，操作时宜先远端后近端。

1. 患儿俯卧屈膝位

（1）一手握住前脚掌，一手沿小腿后侧，由远端至近端行推法，推腓肠肌及小腿两侧。

（2）多指拿揉腓肠肌，点压委中，弹拨阳陵泉穴。

（3）在肿胀组织周围行轻揉法，再行轻摩法，点涌泉、解溪、绝骨等穴。

2. 患儿仰卧位

（1）一手托住患侧足踝部，另一手握住前脚掌，沿胫骨纵轴行相对挤压法。

（2）一手托住患侧足踝部，另一手握住前脚掌内侧，先做牵引，并使踝关节处于内旋、内翻位，数秒钟后突然复位，可闻复位响声，此法用于有关节错缝者之整复。

视频 3-2-16
踝关节错缝整复

【注意事项】

1. 踝关节韧带扭伤应及时采取局部冷敷，减轻局部出血肿胀。

2. 24 小时后可用活血化瘀的中成药外敷或外洗，疼痛明显者还可用中成药内服，如沈阳红药、伤科七厘散等。

3. 功能锻炼：损伤急性期，应在固定的情况下做跖趾关节屈伸活动和踝关节背伸，跖屈活动。肿胀消退后，应积极做伤侧踝关节负重训练，以加强韧带的力量，防止迁延日久踝关节周围韧带功能减退，形成习惯性踝扭伤。

十一、先天性马蹄内翻足

【概述】

先天性马蹄内翻足是新生儿比较常见的先天性足畸形，由足下垂、内翻、内收三个主要畸形综合而成，男性发病较多，可为单侧发病，也可双侧。多数病例以个体发生，少数病人家族内属常染色体显性遗传，伴有不全外显率。约有半数患者属双侧性。

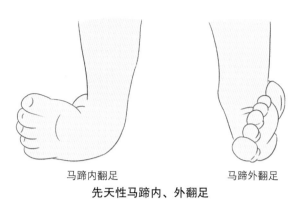

马蹄内翻足　　　　　　马蹄外翻足

先天性马蹄内、外翻足

先天性马蹄内翻足的发病机制尚不完全清楚，目前主要有两种学说：一是原发于距骨先天性发育异常，即由于病人距骨内的原始胚浆存在缺陷，因此导致该骨的持续跖屈和内翻，进而引起关节和肌腱复合体的改变；另一理论认为是由于神经肌肉单元内的原始软组织存在异常，进而引起骨骼继发性变化。无论哪一种学说，若任其发展，骨和软组织都会产生许多相应的变化，这些变化取决于原发病的程度和后天行走等作用。有些关节会自发融合，或继发于挛缩而形成退变。因此及早采取保守治疗是本病的治疗原则。早期进行推拿治疗，可疏通经络，促进气血循环，加强局部骨及软组织生长发育，对轻度马蹄内翻足可达到矫正畸形，中、重度马蹄内翻足达到部分矫正畸形的目的，为进一步手术治疗创造良好条件。

【临床表现】

一般生后即可发现一侧或双侧足部畸形，根据畸形程度可分为以下两型。

1. 僵硬型：畸形严重，距下关节跖屈畸形明显，可从足背侧皮下摸到突出的距骨头，因跟骨后端上翘藏于胫骨下端后侧，足跟似乎变小，跟腱挛缩严重。从后方看，跟骨内翻。前足也有内收内翻，舟骨位于足内侧深处，靠近距骨头，骰骨突向足外侧，足内侧凹陷，踝内侧和足跟内侧皮纹增多，而足外侧及背侧皮肤拉紧变薄。当被动背伸外翻时呈僵硬固定，畸形不易矫正。小腿发育细小，肌萎缩明显，但感觉正常。此型治疗困难，易复发，多数人认为该型属胚胎或遗传因素的缺陷所致。

2. 松软型：畸形较轻，足跟大小接近正常，踝及足内侧有轻度皮肤皱褶，小腿肌肉萎缩变细不明显。最大的特点是在被动背伸外翻时可以矫正其足内翻畸形，能使患足达到或接近中立位。此型畸形较松软，容易矫正，疗效易巩固，不易复发，预后好，该型属于宫内位置异常所致。

【诊断】

1. 出生后有单足或双足跖屈、内翻、前足内收畸形。

2. 用足前部及足外缘或足背着地行走，足外缘有胼胝。

3. 正位 X 线片显示跟骨、距骨二者重叠，均朝向第 5 跖骨，跟距角减小甚至消失。

4. 侧位 X 线片显示跟距角＜ 35°，一般为 20°或更小，跟距角呈平行关系。

【治疗】

[基础手法]

1. 患儿仰卧位，拨揉患肢小腿外侧肌群 3 ～ 5 遍，点揉足三里、阳陵泉、条口、丰隆等穴。

2. 按揉踝关节周围肌腱，重点按揉内踝下三角韧带、足弓内侧、足底跖筋膜区域，点揉足三里、阳陵泉、申脉、照海、解溪穴。

3. 患儿俯卧位，拿揉小腿三头肌，拨揉足背、足底的肌腱，点揉委中、承山、昆仑、太溪穴。

[矫正手法]

1. 足下垂矫正手法：患儿俯卧位，屈膝。

（1）一手握踝及足跟，另一手握住前足掌，双手拇指抵住足背高点，与四指相对，缓缓用力至最大限度，保持片刻。

（2）背伸踝关节达到最大限度时，保持片刻，以患儿耐受为度。

视频 3-2-17
足下垂矫正

2. 足内翻、内旋矫正手法：患儿侧卧位，患足在下，踝以下探出床外，助手固定小腿，医者一手握住足跟，另一手握住前足内侧及足底，使足背伸外展位，再双手同时向下牵引并保持片刻。

视频 3-2-18
足内翻、内旋矫正

【注意事项】

1. 手法要柔和，切忌用暴力。

2. 在手法治疗过程中，可配合穿戴矫正支具辅助治疗。

3. 增强患足的功能锻炼，巩固疗效。

4. 马蹄内翻足患儿轻者通过推拿手法可以康复，重者需要手术矫正。

十二、骨折后遗症

【概述】

骨折是儿科常见的外伤性病症，是骨的连续性或完整性中断或丧失。

儿童骨骼特征：

1. 儿童骨骼血管丰富，矿物质含量低，骨骼密度明显较成人低。儿童骨骼具有多孔的性质，因此容易产生一些特殊类型的骨折。例如青枝骨折、隆突性骨折。

2. 儿童骨膜厚且韧，强度也比较大，因此在创伤下常只有张力侧骨膜发生剥离或断裂，而压力侧骨膜仍然保持完整。这也是儿童开放性骨折发生率比成人低的一个原因。

3. 骺板是儿童特有的解剖结构，软骨成分多，是儿童骨骼最薄弱的部分，极易发生损伤，还可导致生长障碍，造成成角短缩畸形的严重后果。此外，这些软骨成分多的结构具有可透过 X 线的性质，故临床中容易发生漏诊。

虽然骨折的治疗技术在不断提高，但临床中依然存在不同程度的后遗症，如肌肉萎缩、关节僵硬、神经受损、血管受损、骨髓炎、骨折畸形愈合或不愈合等。这与骨折对位对线不良，固定时间过长，没有及时做功能锻炼以及感受风、寒、湿邪，或过早、过度活动等相关。

【临床表现】

骨折局部疼痛，肿胀，瘀青；关节功能活动障碍，畸形。

【诊断】

1. 骨折的诊断：依据外伤史、临床症状和体征、X 线片等确诊。

2. 骨折分期

早期：骨折后 1～2 周内，损伤部位肿胀、疼痛、瘀斑。

中期：骨折 2 周后，肿胀消退，局部疼痛减轻，骨折处有纤维连接，日趋稳定。

后期：骨折临床愈合，拆除外固定。

【治疗】

骨折后应立即复位、固定，早期合理运用推拿能有效缓解疼痛、肿胀、瘀血等，并能促进骨折愈合，防止关节僵硬，恢复关节功能。

1. 疼痛肿胀：在伤处周围施以轻柔和缓的向心推、摩手法，根据骨折部位，循经络远端取穴，以通络止痛。

2. 骨折愈合缓慢：局部施以摩、揉、按、拿、推、拨等手法，以局部发热为佳；局部施以轻微的叩、振等方法，有利于骨的生长。

3. 肌肉萎缩：拿揉、提捻萎缩肌肉，在筋节条索处行理筋法；配合骨折处上下关节的主动或被动活动。

4. 关节僵硬：拨揉关节周围粘连、挛缩的软组织和肌腱，以局部放松为宜；采用按动疗法，根据骨折部位，在点按关节周围穴位时，同时做关节主动或被动活动。

5. 皮肤感觉障碍：搓擦局部至发红为度，拍打、提捻感觉障碍区皮肤。

6. 肢体发凉：来回搓擦肢体至发热，自远端向近端推，同时压放有动脉搏动的穴位。

【注意事项】

1. 术后康复应把握推拿干预的正确时机。

2. 早期推拿手法治疗应轻柔，防止骨折端移位和加剧疼痛。

3. 后期应尽早进行功能锻炼，主动或被动活动邻近关节，防止关节功能障碍。

4. 根据骨折分期特点配合局部中药膏摩或中药熏洗，促进骨折恢复。

5. 遗留神经症状者配合针灸治疗，局部软组织粘连可行小针刀治疗。

十三、漏斗胸

【概述】

漏斗胸是最常见的儿童胸廓畸形，胸骨体至胸骨柄下缘开始向后倾斜，其相邻的两侧肋软骨随其凹陷，形成漏斗状的一种先天性胸廓畸形。这种畸形除胸廓外观的缺陷外，还可造成患儿生理与心理上的变化。严重的胸廓凹陷，缩短了脊柱与胸骨间的距离，引起胸腔内脏器挤压，以致功能受损。

本症的病因尚不清楚。一般认为与佝偻病、胸骨下韧带挛缩、上呼吸道梗阻、膈肌发育不良或附着异常、肋软骨过长挤压胸骨向后等因

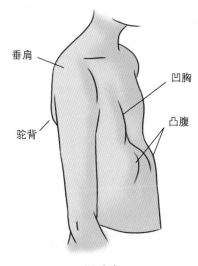

漏斗胸

素有关。但从其发展过程、临床表现以及手术中所见，尚不能发现与明确其发病因素。本病患儿有的合并其他先天性疾患，如马方综合征、脊柱侧弯、先天性心脏病及先天性膈膨升等。

【临床表现】

漏斗胸患儿在婴儿期一般无特殊临床症状，少数可有严重的吸气性喘鸣和胸骨吸入性凹陷。随患儿的生长发育，会出现一种特殊的体型，头颈前伸，两肩前倾，前胸下陷，后背弓状，腹部膨隆。不少患儿体型瘦弱，喜静不好动，有些患儿虽看起来活动量较大，但不能持久，运动耐受量减弱，肺活量较正常儿低或仅为正常的最低标准；容易发生呼吸道感染。有些患儿有心动过速或心律不齐。经胸部 X 线检查和心电图检查显示，心脏有向左移位和顺时针方向旋转。有的患儿可有心搏出量减少。有的患儿进食量少，偶有吞咽困难。

【诊断】

1. 根据胸廓的视诊可立即诊断漏斗胸，患儿多自第 3 肋骨至第 7 肋骨向内凹陷变形，在胸骨剑突上方凹陷最深，剑突的前端向前方翘起。

2. 肋骨的前部由后上方急骤向下方斜走，胸廓上下变长，前后径距离缩短，严重者胸骨下段最深凹陷处可与脊柱相接触，甚至抵达脊柱的一侧，产生心肺压迫症状。

3. 根据漏斗胸胸骨凹陷的位置，可分为左右对称凹陷和不对称凹陷两种类型。不对称凹陷以右侧凹陷较深多见，胸骨体腹面转向右侧，严重时可旋转 90°。

4. 胸脊间距根据 X 线胸部侧位片测算，胸骨凹陷深处后缘与脊椎前缘间距表示漏斗胸畸形的程度，间距大于 7cm 为轻度，5 ~ 7cm 为中度，间距小于 5cm 为重度。

【治疗】

1. 患儿仰卧位

（1）掌揉前胸部，重点操作凹陷部位。

（2）双手大鱼际分推肋弓，沿两侧肋弓下缘做拇指交替点按。

2. 患儿侧卧，凹陷明显侧在上

（1）助手将患儿上肢向头顶方向拉，嘱患儿吸气至最大限度后屏住呼吸，此时医者在相应凹陷肋骨的侧胸部用掌或前臂缓慢持久按压至患儿不能耐受为度，反复施术。

视频 3-2-19
漏斗胸调整 1

（2）保持侧卧屈膝屈髋，将下方的肩臂向后拉，使上身成俯卧状。令患儿深吸气并在最大限度屏住呼吸，医生一手稳定在患侧前胸凹陷部，另一手在背后肋横突关节附近向前按压至患儿不能耐受为度，反复施术。

视频 3-2-20
漏斗胸调整 2

3. 患儿俯卧位，医者掌揉其背部，双拇指点按华佗夹脊穴，随着患儿呼吸在胸椎上做有节律的掌按法。

4. 患儿坐位，十指交叉放于枕后，医者嘱患儿吸气至最大限度后屏住呼吸，双手掌自胸廓两侧向中间挤压至患儿不能耐受，反复 3 ～ 5 遍，最后放下双手，提拿肩井，结束手法。

5. 伴有心肺功能障碍者可在上述手法中增加点穴，如中府、云门、日月、期门、鸠尾、章门、肺俞、心俞、郄门、内关等。

【注意事项】

1. 严重影响心肺功能或伴有骨质疏松者慎用上述手法。

2. 因佝偻病等其他疾病继发者在积极治疗原发病的同时可配合上述手法治疗。

第三节 神经系统疾病

一、脑性瘫痪

【概述】

脑性瘫痪，简称脑瘫，是一组持续存在的中枢性运动和姿势发育障碍、活动受限综合征，这种综合征是由于发育中的胎儿或婴幼儿脑部非进行性损伤所致。脑性瘫痪的运动障碍常伴有感觉、知觉、认知、交流和行为障碍，以及癫痫和继发性肌肉骨骼问题；患病率为 0.2%～0.35%。此病属中医五迟范畴。

本病常因发育不成熟的大脑（产前、产时或产后）先天性发育缺陷（畸形、宫内感染）或获得性（早产、低出生体重、窒息、缺氧缺血性脑病、核黄疸、外伤、感染）等非进行性脑损伤所致。中医认为多因禀赋不足、胎育不良以致精血空虚、脑髓失养，则脑与肢体发育不全、功能障碍；或因大病损伤脑髓或产时脑部受损，通过经络而累及四肢百骸、五官九窍，以致产生脑瘫的种种证候。

【临床表现】

1. 痉挛型：以锥体系受损为主，伴腱反射亢进、踝阵挛（＋）、折刀征和锥体束征等。

伸肌张力增高：上肢伸直背伸、内收、内旋；下肢伸直、内收、内旋、交叉；头后仰，角弓反张。

屈肌张力增高：上肢屈曲，肩内收、屈肘、屈腕、屈指呈握拳状；下肢屈髋、屈膝、足内翻、尖足；低头、弓背。

痉挛性四肢瘫：上下肢症状同时存在，无明显轻重之别。

痉挛性双瘫：双下肢痉挛及功能障碍重于双上肢。

痉挛性偏瘫：一侧肢体痉挛功能障碍为主。

2. 不随意运动型：以锥体外系受损为主，主要包括舞蹈性手足徐动和肌张力障碍。该型最明显特征是非对称性姿势，头部和四肢出现不随意运动，即进行某种动作时常夹杂许多多余动作，四肢、头部不停地晃动，难以自我控制。该型肌张力可高可低，可随年龄改变。腱反射正常，锥体外系征 TLR（＋），ATNR（＋）。静止时肌张力低下，随意运动时增强，对刺激敏感，表情奇特，挤眉弄眼，颈部不稳定，构音与发音障碍，流涎，摄食困难，婴儿期多表现为肌张力低下。

3. 共济失调型：以小脑受损为主，以及锥体系、锥体外系损伤。主要特点是由于运动感觉和平衡感觉障碍造成不协调运动。为获得平衡，两脚左右分离较远，步态蹒跚，方向性差。运动笨拙、不协调，可有意向性震颤及眼球震颤。平衡障碍，站立时重心在足跟部，基底宽，醉汉步态，身体僵硬。肌张力可偏低，运动速度慢，头部活动少，分离动作差。闭目难立征（＋），指鼻试验（＋），腱反射正常。

4. 混合型：具有两型以上的特点。

脑瘫患儿可伴有智力低下，斜视，语言障碍，认知障碍，癫痫等。

【诊断】

1. 必备条件

（1）中枢性运动障碍：持续存在于婴幼儿脑发育早期（不成熟期），可发生抬头、翻身、坐、爬、站和走等大运动功能和精细运动功能障碍，或显著发育落后。功能障碍是持久性、非进行性，但并非一成不变，轻症可逐渐缓解，重症可逐渐加重，最后可致肌肉、关节的继发性损伤。

（2）运动和姿势发育异常：包括动态和静态，以及俯卧位、仰卧位、坐位和立位时的姿势异常，应根据不同年龄段的姿势发育而判断，运动时出现运动模式的异常。

（3）反射发育异常：主要表现有原始反射延缓消失和立直反射（如保护性伸展反射）及平衡反应的延迟出现或不出现，可有病理反射阳性。

（4）肌张力及肌力异常：大多数脑瘫患儿的肌力是降低的，痉挛型脑瘫患儿肌张力增高，不随意运动型脑瘫患儿肌张力变化（在兴奋或运动时增高，安静时减低）。可通过检查腱反射静止性肌张力、姿势性肌张力和运动性肌张力来判断。主要通过检查肌肉硬度、手掌屈角、双下肢腘窝角、肢体运动幅度、关节伸展度、足背屈角、围巾征和跟耳试验等确定。

2. 参考条件

（1）有引起脑瘫的病因学依据。

（2）可有头颅影像学佐证（52%～92%）。

【治疗】

[基本手法]

1. 医者沿脊柱大椎至命门进行提捻，双拇指顺序点按督脉至阳到命门诸穴，着力叩打大椎到至阳穴。

2.按揉背部足太阳膀胱经诸俞穴，重点在脾俞、肾俞、肝俞等穴。

3.按、揉、摩、点风池、哑门、天柱、脑户等枕部脑区，以及百会、络却、后顶、强间等顶枕部区。在此部位施术时，要意守、注气。

4.患儿仰卧，医者按揉、捏拿其四肢。

捏拿下肢：在点阳陵泉穴的基础上拿揉下肢外侧肌群，或在点委中穴的基础上拿揉下肢后部肌群直至跟腱。

捏拿上肢：在点中府穴的基础上拿揉上臂前肌群，或在点肩井穴的基础上拿揉上臂后肌群，或在点曲池穴的基础上拿揉前臂的前肌群、后肌群等。

[随病症类型加减手法]

1.肌张力增高：多用揉、摩法，以使紧张痉挛肌群放松。

（1）上肢痉挛：患儿仰卧，肘屈曲，肩关节内旋，医者一手按住其肩前侧，一手握腕，做肩关节的内收外展活动。

展臂法：患儿仰卧，医者一手将患肢腕部屈曲，使握拳的手打开后固定，在屈肘位使前臂旋后，继而伸展肘关节，另一手固定肘部，使上肢外展90°，用固定肘部的手自上而下行揉、拿、点、按等手法，以患肢放松为度。反复施术。

视频 3-3-1
展臂法

视频 3-3-2
解剪法

（2）下肢痉挛：对剪刀步患儿，采用解剪法。患儿仰卧，助手固定其一侧下肢及髋部，医者将施术侧足趾屈曲，足踝内翻，使痉挛伸直的髋、膝、踝关节屈曲、外展成蛙状，再按、揉、拨、拿痉挛的内收肌，揉解剪穴（血海后1.5寸，上4.5寸），逐渐加大髋关节外展角度。反复施术，以患儿耐受为度。

对下肢屈肌张力高的患儿，采用伸膝法治疗。患儿仰卧，医者将其一侧下肢屈膝屈髋，并将髋关节内旋，使下肢内侧贴于床面，一手扶其膝外侧，另一手握踝内侧，相对用力，以牵拉膝内侧副韧带。反之，以牵拉膝外侧副韧带。将患儿下肢伸展，一手扶膝下压，另一手握足背伸，以牵拉腘绳肌。一手将患儿下肢抬起，另一手弹拨半腱肌、半膜肌。

视频 3-3-3
伸膝法

2.肌张力低下：多用拿法、提法、按法、叩打法，以刺激肌群，提高肌张力。

（1）竖头法：重点刺激上背部的华佗夹脊穴，用拇、食指弹拨竖脊肌，叩打大椎到至阳。

（2）竖腰法：双手拇、食指提捏侧腹部肌群，或多指自下而上点推腰骶部。

3. 肌张力不全，运动不协调：多用揉、摩法，以放松内收肌、外展肌等肌群，协调其运动。

（1）俯卧位

①助手使患儿上肢上举，伸直交叉贴于床面，医者拿揉患儿颈部及肩部两侧肌群。

②一手拇、食指抵住脊柱上端或下端，另一手拇、食指沿华佗夹脊穴自下而上或自上而下行推法、理法。

③掐住患儿肩胛带，令助手将患儿双上肢伸直做反复外展、上举，感到肩胛带松弛后令助手使其双上肢外展伸直贴于床面并固定，医者将患儿屈曲的双下肢伸直固定于床面，另一手按揉双下肢后侧肌群。

视频 3-3-4
放松肩胛带

④如出现角弓反张可在胸下或腹下垫一枕，嘱助手将患儿两手屈曲置于头顶，医者按揉华佗夹脊穴、两侧膀胱经。

（2）仰卧位

①令助手固定患儿两肩，医者双手托患儿枕后，稍向上牵引，做左右摇摆动作。

②令助手固定患儿头部，医者一手将患儿一侧手臂上举，贴于床面，另一手按揉肌张力增高的肌群。同法做另一侧上肢。

③令助手将患儿双上肢伸直并在身前交叉，医者按揉患儿颈肩部。

[治疗并发症的特殊手法]

1. 癫痫：重按耳后、肝俞、定志（大椎穴旁开 2.5 寸）以及枕部诸穴等。对于癫痫发作、点头不止的患儿，令其仰卧，医者一手按住其前胸，另一手托起枕后，使患儿保持最大程度屈颈片刻。在患儿癫痫发作时，可刺激其第四足趾根部。日常选用十三鬼穴进行调理。

2. 失语：重按哑门、天柱、廉泉、通里、风府等穴，刺激头部语言中枢反应区，并配合唇、舌、颊、腭等部位的口腔按摩。

3. 斜视：重按瞳子髎、太阳、睛明等穴，配合者可在点穴的同时引导患儿向斜视反方向活动眼球。

4. 流涎：揉后发际正中至翳风穴，点揉颊车、地仓、廉泉等穴。

[辨证治疗]

1. 肝肾不足：加太溪、阴谷、大赫、太冲等。

2. 脾肾两亏：加太溪、三阴交、中脘、足三里等。

3. 气血虚弱：加关元、足三里、血海、心俞等。

4. 脾虚水泛：加阴陵泉、三阴交、太白、中极等。

【注意事项】

1. 操作时取患儿舒适体位。

2. 手法不可暴力，应由轻到重，注意保护患儿各关节、韧带，在僵直状态下不可强力扭转。

3. 有髋关节半脱位者，髋关节被动活动应慎用，以免加重脱位。

4. 对伴有癫痫的脑瘫患儿施术时，要随时观察患儿神志等各方面情况，手法不宜过重，以耐受为度。

5. 患肢有关节畸形者，可以佩戴矫形器具辅助治疗。

二、周围性面神经麻痹

【概述】

面神经麻痹，又称面瘫，有中枢性面瘫和周围性面瘫之分，是指各种原因所导致的面神经受压、损伤而出现功能障碍的病症，常以患侧面肌瘫痪而出现颜面歪斜、挛缩，患侧口、眼不闭等症为特征。此症一旦发现，应及时进行有效的治疗，否则易形成后遗症，给患儿造成很大痛苦。本病也是应用按摩疗法较有优势的病症之一，这里我们仅介绍周围性面神经麻痹的治疗经验。

【临床表现】

1. 症状：发病突然，常于小儿哭闹或吮乳时家长发现：流泪、流涎；患侧面部板滞、麻木、松弛；食物停留于患侧齿颊间，饮水漏水；舌前 2/3 味觉减退或消失；听觉过敏；久病患侧面肌挛缩，口角歪向病侧的"倒错"现象，但在小儿中较少见。

2. 体征：患侧额纹变浅消失；眼裂变大，眼睛闭合不良，露睛流泪；鼻唇沟变浅或消失；口角下垂，露齿时口角歪向健侧；蹙额、皱眉、吹口哨、鼓颊困难。

3. 中医证候分型

（1）风寒袭络：见于发病初期，突然口眼㖞斜，眼睑闭合不全，兼见面部有受寒史，舌淡，苔薄白，脉浮紧。

（2）风热袭络：见于发病初期，突然口眼㖞斜，眼睑闭合不全，继发于感冒风热，或咽部感染史，舌红，苔黄腻，脉浮数。

（3）风痰阻络：突然口眼㖞斜，眼睑闭合不全，或面部抽搐，颜面麻木作胀，伴头重如蒙、胸闷或呕吐痰涎，舌胖大，苔白腻，脉弦滑。

（4）气虚血瘀：多见于恢复期或病程较长的患者，口眼㖞斜，眼睑闭合不全日久不愈，兼见肢体困倦无力、面色淡白、头晕等，舌淡紫，苔薄白，脉细涩或细弱。

【诊断】

1. 急性起病，通常3天左右达到高峰。

2. 单侧周围性面瘫，伴或不伴耳后疼痛、舌前味觉减退、听觉过敏、泪液或唾液分泌异常。

3. 排除继发原因。

【治疗】

[基本手法]

1. 在患侧面部施掌摩法，再用半屈位的指背重点沿颧肌、额肌、口轮匝肌行快速擦法，以局部潮红为宜。

2. 对患侧各肌群自下而上行拿揉法。

3. 用拇指在眼轮匝肌周围行揉法，摩擦上眼睑，点鱼腰、睛明、承泣、太阳、耳门、牵正、颧髎、颊车，掐地仓。

4. 双手掌交替从下而上沿患侧面部行推法，在咀嚼肌的最高隆起点（颊车穴）用中指点拨一分钟后，突然快速转腕，中指急速上旋，施术两次，使患儿有局部触电的感觉，或肌肉有明显酸胀感为宜。

视频 3-3-5
拨颊车

5. 揉点双侧风池、风府、合谷，多指揉枕后缘，点揉双侧肾俞、肝俞、脾俞等穴。

[辨证手法]

1. 风寒袭络：重用搓擦手法在患侧面部及风池、风府、风门、肺俞等穴处，以局部发热为度。

2. 风热袭络：在头部膀胱经、胆经路线行扫散手法，轻揉翳风、耳后高骨、太阳，拿揉颈项部。

3. 风痰阻络：重点提拿患侧面部，以有痛感为度；点揉肺俞、脾俞、丰隆穴。

4. 气虚血瘀：双手交替推抹患侧面部，以面部微红为度；点按百会、中脘、气海、足三里；捏脊；重点提捏脾俞、胃俞、膈俞穴。

【注意事项】

1. 根据患儿年龄以及病情可采取快针、放血、艾灸疗法。

2. 嘱家长日常加强患侧肌肉锻炼，如鼓腮、皱眉、龇牙、用患侧咀嚼。

3. 治疗后注意患部避风保暖。

三、分娩性臂丛神经损伤

【概述】

分娩性臂丛神经损伤是由于胎儿在分娩过程中因各种原因导致头肩分离而引起的臂丛神经牵拉性损伤，患儿出生后即发现上肢无力、活动障碍等症状，严重影响患儿的肢体功能，属中医痿证的范畴，其发病率为 1.6%～2.5%。推拿治疗此病具有一定疗效。

臂丛神经由第五至第八颈神经前支和第一胸神经前支大部分组成，经斜角肌间隙穿出，行于锁骨下动脉后上方，经锁骨后方进入腋窝。臂丛五个根的纤维先合成上、中、下三干，其中 C5、C6 于前斜角肌外缘合成上干，C7 独立为中干，C8、T1 组成下干。由三干发支围绕腋动脉形成内侧束、外侧束和后束，由束发出分支主要分布于上肢和部分胸、背浅层肌。

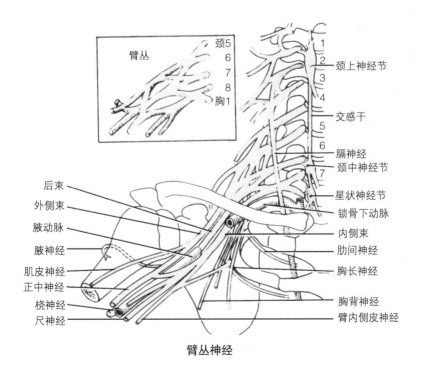

臂丛神经

臂丛神经损伤与难产、巨大儿、臀位和横位等胎位不正及宫缩乏力等因素有关。中医认为产伤、过度牵拉致筋脉损伤、血溢脉外不循常道而生瘀血，瘀血阻滞，经脉不通，筋脉失养而致上肢功能失用。

【临床表现及分型】

1. 根据神经损伤部位及临床表现，臂丛神经损伤共分 3 型。

（1）Ⅰ型：上臂型，占全部病例的 90%，损伤颈 5～7 神经。肩外展及屈肘不能，肩关节内收及内旋，肘关节伸展，前臂旋前，手腕及手指屈曲。肱二头肌肌腱反射消失。拥抱反射不对称，握持反射存在。可伴有膈神经损伤。

（2）Ⅱ型：下臂型，该型少见，占臂丛神经损伤中 1%。累及颈 8 及胸 1 神经。使手内肌及手腕与手指长屈肌无力。握持反射消失。肱二头肌肌腱反射能引出。下臂型导致胸 1 交感神经纤维损伤时，可伴发同侧 Horner 综合征，除Ⅱ型表现外，还有眼睑下垂、瞳孔缩小及半侧面部无汗。

（3）Ⅲ型：全臂型，为所有臂丛神经根均受损伤，10% 臂丛神经损伤表现为全臂型。临床表现为全上肢松弛，反射消失。可同时存在胸锁乳突肌血肿，锁骨或肱骨骨折。

2. 中医证候分型

（1）气滞血瘀：臂部拒按，手指颜色暗，或后期运动受限合并粘连。舌质暗，脉涩。

（2）气血两虚：臂部感觉减弱或消失，手指颜色发白，温度低，运动无力，张力低下，伴纳差、懒言。

【诊断】

1. 见于新生儿。

2. 产程中有难产及产程损伤史。

3. 出生后患儿患肢下垂，肌力较弱，活动障碍。

4. 需结合临床神经系统检查判定。

5. 可借助肌电图检查明确臂丛神经损伤的分布与程度。

【治疗】

以全臂型为例，上臂型、前臂型参照其中手法治疗：

[全臂型治疗手法]

1. 将患儿五指分开，平放于床面，一手扶腕，另一手掌心擦手背，产热为佳；再从远端到近端，拇指交替点按患肢手背部掌骨间隙，反复施术。

2. 从上至下在全臂施快速搓摩法，在感觉障碍处做提捻，障碍平面重点横向提捻。

3. 自曲池至阳溪穴拇指交替连续按压。

4. 在上臂、前臂外侧肌群施拿法、揉法，点揉尺泽、少海、曲池、太渊、大陵、神门、通里穴。

5. 拿揉胸大肌，连续按压锁骨下缘，点揉缺盆、中府、肩髃、肩井、极泉穴。

6. 揉颈部项韧带及两侧，点揉哑门、风池穴，轻揉第一至第七胸椎两侧，患侧为主，擦、揉肩背部，拨揉冈上肌、冈下肌、菱形肌，点揉大椎、天宗、肩贞穴。

7. 各关节按动法

（1）点住阳溪穴，主动或被动活动拇指。

（2）同时点按手三里及合谷，随后一手拇指点住阳池，另一手将患儿食指至小指伸直做被动或主动背伸运动。

（3）一手点住外关，另一手握患手使手腕做被动或主动背伸运动。

视频 3-3-6
手指按动

（4）一手握患手手腕，另一手依次自拇指至小指做轻微的快速牵抖。

（5）一手点按内关，另一手点按曲池及少海，做前臂旋前旋后动作，随后将肘伸直。

（6）一手点按肩贞，另一手握腕活动上肢。

视频 3-3-7
前臂按动

（7）点按颈中，令患儿做主动的头部旋转动作。

[中医分型治疗]

1. 气滞血瘀：以拨法为主，按经络循行路线，阳性反应物为重点施术部位，点拨手三里、肘髎、曲池、外关、臂臑、合谷、肩井、肩髃、天宗、颈夹脊穴。

2. 气血两虚：轻重交替快速拨、拿患肢，点按中脘、中府、气海穴。

【注意事项】

1. 手法不可暴力，应由轻到重，注意保护患儿各关节、韧带，不可强力扭转。

2. 患侧肢体感觉障碍者，注意避免烫伤、冻伤、压伤及其他损伤。

3. 患肢关节畸形者，可佩戴矫形器具辅助治疗。

4. 配合家庭游戏训练，如拍皮球、翻绳、玩弹球。

四、弛缓性麻痹

【概述】

弛缓性麻痹是肢体运动障碍的一组证候群,急性起病,肌力下降,肌张力降低,腱反射减弱或消失。弛缓性麻痹的急性期需向所属辖区疾控中心上报。常见的急性弛缓性麻痹疾病有:脊髓灰质炎、格林巴利综合征、横贯性脊髓炎、外伤性神经炎、单神经炎、神经丛炎、周期性麻痹等十余种疾病。弛缓性麻痹属中医痿症范畴,《素问·痿论》中记载:"肺主身之皮毛,心主身之血脉,肝主身之筋膜,脾主身之肌肉,肾主身之骨髓。故肺热叶焦,则皮毛虚弱急薄,著则生痿躄也;心气热,则下脉厥而上,上则下脉虚,虚则生脉痿,枢折挈,胫纵而不任地也;肝气热,则胆泄口苦,筋膜干,筋膜干则筋急而挛,发为筋痿;脾气热,则胃干而渴,肌肉不仁,发为肉痿;肾气热,则腰脊不举,骨枯而髓减,发为骨痿。"这说明五脏有病皆可令人发痿。推拿治疗在着重肢体康复手法的同时应兼顾五脏调理。

【临床表现】

此病多表现为四肢瘫痪,肌肉的肌张力降低,腱反射减弱或消失,肌萎缩早期(约数周)出现,可见肌束震颤,无病理反射,还可伴随关节脱位、皮肤感觉异常、骨骼发育不良等。

【诊断】

1. 病史和体征:详细可靠的病史、麻痹发生时间、进展情况;部位、是否对称;有无发热、腹泻、肢痛、肢麻、皮疹等;有无外伤或注射史,OPV 疫苗史;患者和周围人群近期服苗情况。

2. 神经系统检查要点为运动检查:主要检查肌力、肌张力、肌萎缩情况。

3. 感觉检查:婴幼儿检查比较困难,需高度配合。

4. 反射检查:深、浅反射及病理反射。

5. AFP 实验室检查要点:用以鉴别常见 AFP 疾病。

(1)脑脊液:细胞蛋白分离、蛋白细胞分离。

(2)肌酶:GPT、GOT、CPK、LDH。

(3)血生化:K、Na、Ca、P。

(4)肌电图。

(5)影像学:脑 MRI、脊髓 MRI。

（6）粪便病原学检测。

【治疗】

［**基本手法**］

1. 揉颈部两侧，拿揉斜方肌，点哑门、大椎、身柱穴。

2. 揉背部两侧，用双拇指指尖连续点压背部督脉及华佗夹脊穴，反复施术。

3. 拿揉腰部，擦八髎，点揉肾俞、环跳、跳跃穴（在髂后上棘下方凹陷处）。

［**随症手法**］

1. 下肢瘫痪

（1）患儿俯卧位，拿揉大腿后侧，点揉委中穴，拨揉腓肠肌；一手点按昆仑、太溪穴，一手做踝关节的被动运动，点压涌泉穴。

（2）患儿侧卧位，推、拿大腿外侧肌群；一手拇指压住上环跳（环跳上2寸），另一手同时握住患肢小腿，做屈曲旋转动作后，再揉胫前肌、足背肌肉。

（3）患儿仰卧位，拿揉股四头肌，点揉迈步（大腿上部，髀关穴下3横指）、伏兔、四强（髌骨上缘中点直上4.5寸）。

2. 足背伸无力

（1）患儿仰卧，医者一手扶膝，一手托足跟并用拇指点按跟骨前缘中点，做下肢反复屈伸运动。

（2）一手点按解溪，另一手握足远端做踝关节屈伸运动，或令患儿主动背伸踝关节。

视频 3-3-8　足背伸无力康复手法

（3）一手点按陷谷，另一手握足远端做足趾背伸运动，或令患儿主动背伸足趾。

3. 上肢瘫痪

（1）多指拿揉斜方肌、三角肌、冈上肌、冈下肌、肱三头肌，点按大椎、肩井、天宗、抬肩、肩髃、肩贞、臂臑穴。

（2）揉上肢外侧面，反复施术，再行搓法；点按手三里、曲池、外关、合谷穴。

（3）摇动肩、肘、腕、指各关节。

（4）一手点住内关、外关，另一手握住四指远端做腕关节的被动运动。

（5）一手点住曲池和少海，另一手握住小臂远端做内旋、外旋运动。

4. 面肌瘫痪

患儿仰卧位，在双侧面部由上而下、由内而外做摩揉法，推攒竹，点按上关、下关、地仓、翳风、合谷穴。

5. 腹肌瘫痪

（1）患儿仰卧位，按压、提捻腹肌，揉足三里。

（2）患儿俯卧位，推揉大肠俞、命门，提拿督脉。

[辨证加减]

1. 肺痿皮毛焦枯、干燥，感觉障碍。可用油性介质施手法以润燥，提捻感觉障碍平面皮肤，点肺俞、中府等穴。

2. 脉痿则血脉空虚，肢体不温。手法自肢体远端向心推，点心俞、巨阙，压放极泉、尺泽、气冲、殷门等脉搏应手之穴。

3. 筋痿则筋膜拘挛。手法拿揉拘挛之处，按动受累关节；点肝俞、期门及受累关节周围穴位。

4. 肉痿则肌肉痿痹不用。手法提拿、揉捻萎缩之处，点脾俞、胃俞、章门、中脘等穴。

5. 骨痿则髓减骨枯，腰脊不能举。手法提拿至骨，后沿骨纵轴方向挤压、拔伸，点肾俞、京门、大柱、绝骨等穴。

【注意事项】

1. 手法不可暴力，应由轻到重，注意保护患儿各关节、韧带，不可强力扭转。

2. 伴有患侧肢体感觉障碍，要注意避免患侧肢体皮肤的烫伤、冻伤、压伤及其他损伤。

3. 患儿患肢有关节畸形，可以佩戴矫形器具辅助治疗。

五、小儿抽动秽语综合征

【概述】

小儿抽动秽语综合征是起病于儿童时期的一种慢性神经精神障碍性疾病，又称多发性抽动症，临床以不自主的、反复的、快速的一个或多个部位肌肉抽动，并伴有爆发性发声或秽语为主要表现。

本病起病多在 2 ～ 12 岁之间，城市发病高于农村，男孩发病明显多于女孩，约为（3 ～ 9）∶1，一般病程持续时间较长，抽动在精神紧张时加重，入睡后消失，病症可自行缓解或加重，但智力不受影响。

本病在古代中医书籍中未见专门记载，根据其临床表现可属于"瘛疭""筋惕肉瞤""肝风"等病证范畴。

【临床分型】

1. 肝亢风动：摇头耸肩，挤眉眨眼，噘嘴踢腿，抽动频繁有力，不时喊叫，声音高亢，急躁易怒，自控力差，伴头晕头痛，面红目赤，或腹痛胁痛，便干尿黄，舌红苔黄，脉弦数。

2. 痰热扰动：头面、四肢、躯体肌肉抽动，动作多、快、有力，呼叫不安，时说秽语，烦躁口渴，睡中易惊或睡眠不安，大便秘结，小便短黄，舌质红，苔黄或厚腻，脉弦滑或滑数。

3. 脾虚肝旺：抽动无力，时发时止，时轻时重，眨眼皱眉，噘嘴搐鼻，腹部抽动，喉出怪声，精神倦怠，面色萎黄，食欲不振，形瘦性急，夜卧不安，大便不调，舌质淡，苔薄白或薄腻，脉细或细弦。

4. 阴虚风动：挤眉弄眼，摇头扭腰，肢体抖动，咽干清嗓，形体偏瘦，性情急躁，两颧潮红，五心烦热，睡眠不安，大便偏干，舌质红少津，苔少或花剥，脉细数或弦细无力。

【诊断】

1. 发病于 18 岁前，可有患病史及情志失调的诱因或有家族史。

2. 不自主的眼、面、颈、肩、腹及上下肢肌群快速抽动，以固定方式重复出现，无节律性，入睡后消失。在抽动时，可出现异常的发音，如咯咯、吭吭、咳声、呻吟声或粗言秽语，上述抽动可轮换发作。抽动也能受意志短暂控制，可暂时不发作。

3. 病情轻者，病程在 1 年之内，属于短暂性抽动；病程超过 1 年，仅有一种抽动（或是运动抽动，或是发声抽动）属于慢性抽动；病程超过 1 年，既有运动抽动，又有发声抽动，属于多发性抽动，其无抽动间歇期不超过 3 个月。

4. 本病呈慢性过程，有明显波动性，常由感冒诱发或加重。

5. 实验室检查多无特殊异常，脑电图正常或非特异性异常。智力测试基本正常。

【治疗】

[**基础手法**]

1. 揉五指节，逆运内八卦，分推手阴阳。

2. 患儿仰卧位，头顶部行掌摩法，拨揉头部两侧，自风府至乳突部施点压法，点揉百会、率谷、风府、风池穴。

3. 双掌搓摩胁肋，分推腹阴阳，点揉膻中、期门、章门、中脘穴。

4. 患儿侧卧位，掌揉双下肢脾经、肝经、肾经路线，点揉太冲、太溪，拨揉足底内侧阳性反应物。

5. 患儿俯卧位，拿揉颈部，点揉天柱、肩井，在两侧膀胱经施点推法，点揉心俞、肝俞、胆俞，捏脊。

[辨证加减]

1. 肝亢风动：点揉翳风、天柱、印堂、迎香、承浆、内关、太冲。

2. 痰热扰动：点揉丰隆、神门、精宁、威灵，自上而下推脊。

3. 脾虚肝旺：点揉脾俞、中脘、气海、太冲。

4. 阴虚风动：点揉三阴交、太溪、涌泉。

【注意事项】

1. 注意围产期保健，孕妇应避免七情所伤，生活规律，营养均衡。

2. 培养儿童良好的生活和学习习惯，教育方法要适当，减少儿童精神压力。

3. 及时治疗眼部、鼻部疾病，切勿长时间看电视或玩电子游戏，防止产生不良习惯。

4. 加强精神调护，耐心讲解病情，给予安慰和鼓励，避免精神刺激。

5. 饮食宜清淡，不进食兴奋性、刺激性的饮料和食物。

6. 增强体质，防止感受外邪而诱发。

六、注意缺陷多动障碍

【概述】

注意缺陷多动障碍是儿童时期最常见的一种神经行为障碍，临床以与年龄不相称的注意力不集中，不分场合的动作过多，情绪冲动，可伴有认知障碍和学习困难，智力正常或基本正常为特征。其可以对患儿的学业成绩、适应能力、社会交往能力等造成广泛影响，给患儿及家长带来一定的痛苦。

【临床表现】

1. 心肝火旺：多动多语，冲动任性，急躁易怒，注意力不集中，做事莽撞，或好惹扰人，常与人打闹，或面赤烦躁，大便秘结，小便色黄，舌质红或舌尖红，苔薄或薄黄，脉弦或弦数。

2. 痰火内扰：多动多语，冲动任性，难于制约，兴趣多变，注意力不集中，胸中烦热，懊恼不眠，纳少口苦，便秘尿赤，舌质红，苔黄腻，脉滑数。

3. 肝肾阴虚：多动难静，急躁易怒，冲动任性，神思涣散，注意力不集中，难以静坐，记忆力欠佳，学习成绩低下，五心烦热，盗汗，口干咽燥，或有遗尿，大便秘结，舌质红，苔少，脉细弦。

4.心脾两虚：神思涣散，注意力不集中，神疲乏力，形体消瘦或虚胖，多动而不暴躁，做事有头无尾，言语冒失，睡眠不实，记忆力差，伴自汗盗汗，偏食纳少，面色无华，舌质淡，苔薄白，脉虚弱。

【诊断】

1.注意力涣散，上课时思想不集中，常做小动作，作业不能按时完成，学习成绩差，但智力正常。

2.多动不安，活动过度，不能安静地参加各种活动。

3.情绪不稳，冲动任性，常与人打斗。

4.体格检查动作不协调，翻手试验、对指试验、指鼻试验、指指试验可呈阳性，注意力测试常呈阳性。

5.通常于7岁前起病，其表现与发育水平不对称，病程持续6个月以上。

【治疗】

[基础手法]

1.患儿俯卧位，轻揉背部，揉压身柱穴，点筋缩穴，推脊。

2.患儿仰卧位，开天门，推坎弓，点揉天庭、印堂、山根、年寿、鼻准、水沟、承浆穴，头顶部施摩法，拨揉头部两侧，点揉百会、四神聪、率谷、风池穴。

3.掌推前臂正中线，自郄门至大陵穴行双拇指连续交替按压法。

[辨证加减]

1.心肝火旺：点揉合谷、太冲、通里。

2.痰火内扰：点揉丰隆、神门、精宁、威灵。

3.肝肾阴虚：点揉肝俞、肾俞、太溪、曲泉。

4.心脾两虚：点揉心俞、脾俞、内关、足三里，捏脊。

【注意事项】

1.孕妇应保持心情愉快，营养均衡，避免早产、难产及新生儿窒息。

2.注意防止小儿脑外伤、中毒及中枢神经系统感染。

3.关心体谅患儿，对其行为及学习进行耐心的帮助与训练，要循序渐进。

4.加强教育，树立信心，配合心理疏导，对动作笨拙的儿童进行感统训练。

5.注意管理，防止攻击性、破坏性及危险性行为发生。

6.保证患儿合理营养，避免食用有兴奋性和刺激性的饮料和食物。

第四节　其他疾病

一、近视

【概述】

近视是在自然状态时，平行光线通过眼的屈光系统折射后，焦点落在视网膜之前的一种屈光不正的眼病。现代医学将其分为真性近视和假性近视，真性近视又称轴性近视，与发育和遗传有关。假性近视又称调节性近视，因眼调节功能失常而引起，此类近视，经休息或治疗可解除或减轻。中医学将近视称之为"能近怯远""近觑"。

【临床表现】

临床以视近清晰、视远模糊不清为主症，常移近所视目标，且常眯眼视物，常伴有视疲劳、视力减退等症状。高度近视者，常有眼珠较为突出等症状。

中医认为，近视多属心阳衰弱，神光不得发越于远处；或肝肾亏虚，精血不能上注于目，目失所养，以致神光衰微，光华不能远传而导致。

1. 心阳不足：视近清楚，视远模糊。全身无明显不适，或面色㿠白，心悸神疲，舌淡脉弱。

2. 肝肾亏虚：视近怯远，双目干涩，目视昏暗。全身可伴有头晕耳鸣，夜眠多梦，腰膝酸软，舌淡苔薄白，脉细。

【诊断依据】

1. 近视力正常，远视力低于 1.0，但能用凹球透镜矫正，小于 -3D 为轻度近视，-3D ～ -6D 为中度近视，-6D 以上为高度近视。

2. 青少年远视力在短期内下降，休息后视力又有提高，使用阿托品麻痹睫状肌后，检影近视度数消失或小于 0.5D，为假性近视。

3. 眼底检查：中度以上轴性近视，视乳头颞侧出现弧形斑，高度近视眼底易发生退行性变性、黄斑出血、萎缩斑等。

【治疗】

本病的治疗原则为疏通经络，解痉明目以达到调节视力的作用。推拿治疗假性近视有明显效果，对真性近视有改善作用。

[**基本手法**]

1. 开天门，拇指自内向外快速抹眉弓，随后多指自内向外提捻眉弓。

2. 多指揉眼眶，揉至皮肤微微潮红。点睛明、鱼腰、阳白、承泣、四白、头维等穴。

3. 双手搓热敷于眼上，嘱患儿各方向运动眼球。

4. 点揉或拿揉头部五经，点百会、承光、五处、风池、翳明，快速搓风府及周围肌肉。

5. 揉耳垂，施术重点耳穴中的眼、目 1、目 2。

6. 点按肝俞、合谷、养老、光明，提拿肩颈。

[**加减手法**]

1. 心阳不足：提捻神道到神堂一线。

2. 肝肾亏虚：补肾经、揉二马、点肾俞。

【注意事项】

1. 养成良好的用眼习惯，预防近视，定期检查视力。

2. 加强身体锻炼，坚持做眼保健操。合理膳食，加强营养。

3. 早干预，早预防，早治疗。

附：弱视

【概述】

弱视为儿童矫正视力低于 0.8，经多种检查又未发现眼部结构异常的一种儿童时期常见发育性眼病。古代文献中，古人将其归属为"视瞻昏渺""青盲""目暗不明"等范畴。

弱视多源于先天禀赋不足或后天摄养失宜，肾气不足而致肝肾阴精亏损，精气不能上承濡养于目，阴阳失调，目失所养，神光发生无源、发越无能，视力欠缺，日久不愈，目睛不明则弱视。

【临床表现】

单眼或双眼发生视力低于正常同龄儿童，阅读时出现拥挤现象。弱视根据视力情况分为轻、中、重度弱视。

【诊断要点】

1. 临床检查无器质性病变。

2. 单眼或双眼最佳矫正视力低于 0.8D。

3. 按程度分为轻度（矫正视力 0.6 ～ 0.9D）、中度（矫正视力 0.2 ～ 0.5D）、重度（矫正视力≤ 0.1D ）。

【治疗】

本病以滋补肝肾、健脾益气为治疗原则。

在近视的基础手法上加点脾俞、肾俞、捏脊、血海、足三里，点揉阴陵泉至三阴交一线。

【注意事项】

1. 早期筛查，按时随诊，坚持治疗。

2. 养成良好的用眼习惯，避免外伤。

3. 合理膳食，加强营养。

附：泪道堵塞

【概述】

泪道阻塞是发生在患者泪囊、泪点、泪小管同鼻泪管的交界处，或是鼻泪管下口处，临床以泪溢、上睑外侧疼痛发红、肿胀、发热以及头痛等为症状的一种眼科常见病，中医属"冷泪症"范畴。

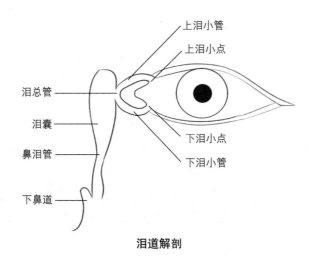

泪道解剖

肝血不足、气血不足、邪毒侵入泪窍，均可导致排泪窍道狭窄或阻塞，泪不下渗而外溢的症状。

【临床表现】

1. 迎风冷泪，平素患眼无赤肿痛，亦不流泪，但遇风则引起流泪，无风则止，或仅在冬季或春初时遇寒风刺激即泪出汪汪，有湿冷感。冲洗泪道时泪道通畅或通而不畅。

2. 无时冷泪，患眼不分春夏秋冬，无风有风，不时泪下，迎风尤甚。冲洗泪道时，泪道可有狭窄或不通，或有泪窍外翻现象。多为迎风冷泪演变而来。

[**辨证分型**]

临床上常分为肝肾亏损、气血两虚、风邪外袭三型：

1. 肝肾亏损：溢泪清稀，视物模糊，头晕耳鸣，腰膝酸楚，舌红，苔薄，脉细。

2. 气血两虚：无时泪下，不耐久视，面色无华，心悸健忘，神疲乏力，或产后失血过多，舌淡，苔薄，脉细弱。

3. 风邪外袭：冷泪绵绵，平日双眼常感隐涩不爽，见风头痛，迎风泪出增剧，舌红，苔薄，脉弦。

【 诊断依据 】

1. 泪液清稀，重者时时频流，轻者时作时止，入冬或遇风增剧。

2. 其泪窍无异常，按压睛明穴，无黏液溢出。

3. 冲洗泪道不畅或不通，但无黏液外溢。

【 治疗 】

[**基本手法**]

1. 医生一手扶患儿前额固定头部，另一手用食指的指腹尺侧在目内眦施点压、滑按法，反复施术，以患儿能耐受为度。

2. 沿睛明到鼻通施理法。

3. 拇、食二指由上而下拿揉鼻翼两侧。

[**加减手法**]

1. 肝肾亏虚：补肾经，揉二马，按揉肝俞、肾俞。

2. 气血两虚：点中脘、气海、关元、膈俞、大杼。

3. 风邪外袭：开天门，推坎宫，揉太阳，揉风池。

二、斜视

【 概述 】

斜视是指两眼不能同时注视同一目标，一眼注视目标，另一眼偏离目标的一种眼外肌病，中医属于"风牵偏视""目偏视"等范畴。

斜视多因正气不足、卫外失固，而邪气入络、气血不和、筋脉失养、弛张不收而发病。

161

第三篇　疾病治疗

【临床表现】

本病以小儿双眼注视目标时，视线偏离目标为临床特点，主要分为共同性斜视和麻痹性斜视两大类。共同性斜视为两眼不能同时注视一目标，眼位呈偏斜状态，但眼肌运动不受限，无复视。麻痹性斜视可骤然发生，一侧斜视为多见，伴复视、头晕、眼球运动障碍、代偿性倾斜头位。

按偏斜的方向又分水平斜视（内、外斜）和垂直斜视（上、下斜），临床上以内斜视和外斜视为多见。

1. 内斜视：眼位向内偏斜，在出生之内发生者称之为先天性内斜视，偏斜角度通常很大。后天性内斜视又分为调节性与非调节性，调节性内斜视常发生在2～3岁儿童，患儿通常会伴有中高度远视，或是异常的调节内聚力与调节比率。

2. 外斜视：眼位向外偏斜，一般可分为间歇性与恒定性外斜视。间歇性外斜视因病人具有较好的融像能力，大部分的时间眼位可由融像能力维持在正常的位置，只有偶尔在阳光下或疲劳走神的时候，才出现外斜的眼位。有些儿童还表现为在强烈的太阳光下常会闭一只眼睛。间歇性外斜视常会发展成恒定性外斜视。

3. 上、下斜视：眼位向上或向下偏斜，比内斜视和外斜视少见，上、下斜视常伴有头部外斜，即代偿头位。

【诊断依据】

1. 外观有眼球的偏斜。

2. 眼科检查：遮盖法、三棱镜加遮盖法、角膜映光法、视野计等检查对斜视的诊断以及判断其程度有重要意义。

【治疗】

[基本手法]

1. 开天门，推坎宫，多指揉眼眶，揉至皮肤微微潮红，点睛明、鱼腰、四白、头维等穴。

2. 点揉头部五经，点揉风池，快速搓风府及周围肌肉。

3. 擦揉上肢外侧，以太阳、少阳经为主。点揉颈中、缺盆、肩髃、肩贞、曲池、合谷、养老、外关等。

4. 点按肝俞、光明，在项部用鱼际做擦法，提拿颈肩部。

以上穴位皆取双侧，可同时施术，亦可做完一侧再做另一侧。

[加减手法]

1. 内斜视

（1）点揉太阳穴附近。

（2）提起眼眶外缘肌肉捻揉。

（3）向外捣小天心。

（4）点住风池，嘱患儿用力向外看。

2. 外斜视

（1）点揉睛明穴附近。

（2）提起眼眶内侧肌肉捻揉。

（3）向内捣小天心。

（4）点住风池，嘱患儿用力向内看。

【注意事项】

1. 无论单眼斜视或双眼斜视，均在两侧做手法，使双侧肌肉协调运动。

2. 以上均做较强刺激，使小儿有局部放电的感觉。

3. 有屈光不正者，应首先矫正屈光不正。

4. 加强锻炼，增强体质，注意眼的卫生，不要过度用眼，防止视力疲劳。

三、湿疹

【概述】

湿疹是婴幼儿常见的变态反应性皮肤病，是以皮肤出现多发性红疹、红斑或丘疹，局部瘙痒、渗出为特征，易反复发作，经久不愈，严重者也可影响小儿的生长发育，属于中医"湿疮""浸淫疮"等范畴。

湿疹的发生多由于婴幼儿食入鱼、虾、蛋等易致敏物质或接触花粉、尘灰、肥皂、化纤、药物等可能致敏物质，使体内产生 I 型变态反应。婴幼儿皮肤角质层薄弱，又富含水分及氧化物，故而容易形成变态反应性损伤而致病；也有些婴幼儿是由于遗传过敏性体质而发病。

据中医理论分析，多数患儿由于内有食积，蕴成湿热，又感风邪，风邪引动湿热，互结为患，阻滞于皮毛而成湿疹。

【临床表现】

湿疹多对称分布于面颊、耳部、额部、眉间及皮肤皱褶部，严重者蔓延到胸背及四肢，多为细粒红色丘疹，轻者浅红斑片，伴少量脱屑；重者出现红斑、丘疹融合成片；亦有水泡者，溃后渗出大量浆液或结痂脱屑，伴有瘙痒、烦躁等症。从中医角度分析，临床上将湿疹分为两种证型。

1. 风湿热盛：多见于急性湿疹。丘疹、红疹或红斑泛起，瘙痒，有渗出物；兼见恶风或见风遂起疹，周身困重，烦躁不安，纳差便溏，舌红苔黄腻，脉滑数。

2. 风盛血燥：多见于慢性湿疹。局部瘙痒，皮损肥厚、干燥、脱屑、结痂，搔抓后渗血；兼见心烦口干，大便秘结，皮肤干燥，舌淡红，苔干燥，脉细数。

【诊断标准】

1. 皮疹多见于头面部，如额部、双颊、头顶部，以后逐渐蔓延至颏、颈、背、臀、四肢，甚至泛发全身。

2. 初起为散发或群集的小红丘疹或红斑，逐渐增多，并可见小水疱、鳞屑，可有渗出物、糜烂或继发感染，患儿常烦躁不安，到处瘙痒。

3. 根据病程和皮损特点，临床分为急性湿疹和慢性湿疹。

（1）急性湿疹：颜面或周身泛起红疹、红斑，可散发，亦可连接成片，瘙痒，有渗出物，周围组织可有水肿，愈时红肿消退，干燥结痂。

（2）慢性湿疹：急性湿疹反复发作。皮疹呈局限性、界限明显，皮肤增厚、粗糙，上有少量丘疹、抓痕、血痂及色素沉着。

【治疗】

[**基本手法**]

1. 补脾经，补肺经，运八卦，清大肠，清天河水。

2. 沿手太阴肺经路线由上至下行轻搓法。

3. 摩腹，分胁肋，分推腹阴阳，点膻中、中脘、气海。

4. 同时点揉合谷配血海、曲池配三阴交。

5. 拇指揉风门、大椎、肺俞、脾俞等穴。

6. 点揉承山、丰隆穴。

7. 捏脊。

[**加减手法**]

1. 风湿热盛：合谷配阴陵泉、三阴交，点足三里，补脾经，逆运内八卦，清天河水，点脾俞。

2. 风盛血燥：太渊配血海、足三里，点膈俞、肝俞、心俞，揉二马，取天河水，水底捞明月。

【注意事项】

1. 患儿要保持皮肤干燥清洁。皮肤有渗出物的部位可适当运用炉甘石液、激素类软膏，以减少渗出。

2. 患儿要禁食生冷、辛辣及虾、鱼、羊肉等厚味之物。

3. 在耳穴点刺或用王不留行籽压穴。多选耳神门、肺、心、肝、脾、屏尖及湿疹患部的相应敏感点。

4. 避免强烈日光照射，衣着不宜过厚，室内空气要流通。

四、贫血

【概述】

贫血是指外周血液中单位容积内红细胞数、血红蛋白量以及红细胞压积低于正常值，或其中一项明显低于正常值。临床以皮肤、黏膜苍白，造血器官代偿性增大为特征。贫血不仅妨碍小儿的生长发育，而且易成为一些感染性疾病的诱因。本病属中医虚劳、血证的范畴，近年亦称为贫血。

先天禀赋不足，后天调养失当以及多种急慢性疾病后失于调护均可引发此病。

【临床表现】

小儿贫血是一种慢性虚损性病症，病变多累及脾、心、肝、肾。本病主要临床表现为面色萎黄或苍白，口唇、指甲、黏膜颜色苍白。由于虚损的脏腑不同，其兼证亦不同，临床还可分为不同的证型：

1. 脾胃虚弱：可见面色萎黄，食欲不振，纳呆倦怠，四肢乏力，或有腹泻便溏，唇舌色淡，苔薄脉弱。

2. 心脾两虚：面色萎黄或苍白，倦怠乏力，食少纳呆，心悸气短，头目昏晕，唇口黏膜苍白，爪甲色淡，舌质淡胖，苔薄，脉虚细。

3. 肝肾阴虚：面色苍白，两颧嫩红，目眩耳鸣，潮热盗汗，口舌干燥，指甲枯脆，肌肤不泽，舌红少苔，脉细数。

4. 脾肾阳虚：面色㿠白或苍白如蜡，口唇淡白，畏寒肢冷，食少便溏，消瘦或浮肿，少气懒言，精神倦怠，舌质淡胖，脉沉细。

现代医学将贫血分为红细胞生成减少、溶血和失血三大类。小儿推拿治疗的类型主要为红细胞生成减少中的营养缺乏性贫血。

【诊断标准】

1. 早期可出现乏力倦怠、精神不振、头晕头痛、厌食恶心等症，并逐渐出现皮肤、黏膜苍白，以皮肤、口腔黏膜、结膜、手掌和甲床等处最为明显，重者除以上症状较重外，还可出现肝、脾、淋巴结等器官不同程度的增大。

2. 判断贫血程度可根据外周血红蛋白及红细胞降低程度分为四度。

（1）轻度贫血：血红蛋白 9 ～ 12g/dL（6 岁以上），血红蛋白 9 ～ llg/dL（6 岁以下）；红细胞 300 万～ 400 万／dL。

（2）中度贫血：血红蛋白 6 ～ 9g/dL；红细胞 200 万～ 300 万／dL。

（3）重度贫血：血红蛋白 3 ～ 6g/dL；红细胞 100 万～ 200 万／dL。

（4）极重度贫血：血红蛋白低于 3g/dL，红细胞低于 100 万／dL。

除此之外，为了进一步明确诊断贫血的类型，还需做进一步的检查，如骨髓象、血铁含量等。可参考相应的专科书籍，在此不赘述。

【治疗】

[基本手法]

1. 患儿仰卧位。用手掌敷于小腹部，以关元穴为主，同时做顺时针揉法；用掌根从关元到中脘穴行振颤法。

2. 在腹部用双掌做波形揉法，重点章门、天枢穴。

3. 在双上肢行多指拿、揉、搓、擦法，重点施术于长骨端处，重点曲池、手三里、太渊、内关穴。

4. 用拇指点压气冲穴片刻，放松后可使大腿内侧有发热感；拿、揉、搓、擦双下肢，重点施术于长骨端处，重点髀关、环跳、血海、梁丘、阴陵泉、足三里、三阴交、绝骨、公孙穴。

5. 用双手大鱼际在患儿背部由督脉向两侧行快速分合法。

6. 点揉心俞、膈俞、肝俞、脾俞、胃俞、肾俞等穴，捏脊。

[加减手法]

1. 脾胃虚弱：补脾经，揉板门，摩揉中脘，揉太白。

2. 心脾两虚：重点膈俞、脾俞、血海、三阴交，点按神门、少海。

3. 肝肾阴虚：补肾经，揉二人上马，揉涌泉。

4. 脾肾阳虚：推三关，擦命门、肾俞、八髎，搓涌泉。

【注意事项】

1. 加强体育锻炼，注意饮食卫生，提高机体抗病能力，防止病毒感染加重病情。

2. 中度、重度营养物质缺乏性贫血的患儿不可贸然停用铁剂、维生素类药物。

3. 可予家庭食疗方调护，如蘸鲜玫瑰花、食盐、烤羊心，或用鲜龙眼肉加白糖反复蒸晒后食用，可用于心脾两虚之贫血者；用仙鹤草、薏苡仁、红枣水煎服，可用于脾胃不足之贫血者；用煅皂矾、炒黄豆、枣汤制丸，可用于虫积引起之贫血者；用牛骨髓、生山药、胎盘粉、蜂蜜共蒸，可用于多种脾肾不足之贫血者。

五、肥胖

【概述】

肥胖是由于能量摄入长期超过人体的消耗，使体内脂肪过度积聚，体重超过一定范围的疾病。肥胖分为单纯性肥胖和继发性肥胖。其中，单纯性肥胖占肥胖的95%～97%，不伴有明显的内分泌和代谢性疾病。本节主要讨论单纯性肥胖。

中医早已关注此病，有"肥人""肥白人""脂肥"等记载。本病的发生原因与饮食不节、久坐少动、体质、七情等因素有关。

【临床表现】

1. 发病年龄：多见于婴儿期、5～6岁和青春期。

2. 生活习惯：患儿食欲旺盛，食量超过一般小儿，有喜食肥肉、油炸食物或甜食的习惯。明显肥胖的儿童常有疲乏感，活动时有气短、乏力的外部表现和不爱参加体力活动的行为习惯。

3. 严重肥胖：极度肥胖儿的体重可高达标准体重的4～5倍，由于脂肪过多，限制了胸廓的扩展和膈肌的运动，肺换气量少，造成缺氧、呼吸急促、发绀、红细胞增多、心脏扩大或出现充血性心力衰竭，甚至死亡，此现象称为肥胖肺心综合征。当体内脂肪减少后，上述现象逐渐消失，恢复正常。

4. 体格检查：可见患儿皮下脂肪丰满，分布均匀，以颈、肩、乳、胸、背、腹、臀部明显，常出现双下巴，乳房部脂肪细胞积聚，腹部膨隆下垂。严重肥胖者其胸腹、臀部及大腿皮肤可出现白纹或紫纹。走路时两下肢负荷过重可致膝外翻和扁平足。女孩月经初潮常提前，骨龄常超前。

5. 心理障碍：由于肥胖儿性发育较早，最终身高常略低于正常小儿。另外，由于过度肥胖，行动不便，不喜活动，怕被人讥笑，不愿与同伴一起玩，逐渐形成孤僻、自卑、胆怯心理、情绪紊乱，甚至引起精神障碍。

【诊断标准】

1. 身高标准体重法：WHO推荐评价青春期前（10岁以下）儿童体重的常用指标。小儿体重为同性别、同身高参照人群均值，超过10%～19%者为超重；超过20%以上者便可诊断为肥胖症；20%～29%者为轻度肥胖；30%～49%者为中度肥胖；超过50%者为重度肥胖。

2. 体质指数法（BMI）：是国际上评价肥胖的另一种指标。BMI 是指体重（kg）/ 身长的平方（m²）。亚洲地区标准：当 BMI 在 18.5 以下为体重不足；18.5 ～ 23 为健康；23 ～ 25 为超重；25 ～ 30 为肥胖；30 以上为严重肥胖。

3. 辅助检查：肥胖儿甘油三酯、胆固醇大多增高；严重患者血清 p 白蛋白也增高；常有高胰岛素血症；血生长激素水平减低，生长激素刺激试验的峰值也较正常小儿为低；肝脏超声波检查常有脂肪肝。

【治疗】

1. 补脾经，清天河水。

2. 捻揉腹部任脉、足太阴脾经、足阳明胃经，以大横、天枢上下 1 寸为重点。

3. 点中脘、带脉、章门、关元、阴陵泉、丰隆等穴。

4. 拨揉背部膀胱经，点肺俞、脾俞、肾俞、命门。

5. 拿腓肠肌，点殷门、承山。

【注意事项】

1. 加强健康教育，保持平衡膳食，增加运动。

2. 预防儿童期肥胖应从胎儿期开始，孕妇在妊娠后期要适当减少摄入脂肪类食物，防止胎儿体重增加过重。

3. 要宣传肥胖儿不是健康儿的观点，使家长摒弃"越胖越健康"的陈旧观念。

4. 父母肥胖者更应定期监测小儿体重，以免小儿发生肥胖症。

5. 由于儿童处于生长发育阶段，因此禁食、药物减肥和手术去脂等均不可取。

六、生长痛

【概述】

生长痛是指儿童在生长发育过程中，因活动量相对较大、长骨生长发育较快，而局部肌肉筋腱的生长发育不协调所致的生理性疼痛。本病多发于 10 岁左右的儿童。

【临床表现】

生长痛主要以间歇性发作的下肢疼痛为主。疼痛多为钝痛，也可为针刺样痛，甚至剧烈牵拉痛。疼痛部位多在膝关节，其次是大腿和小腿部位，或小腿骨前方。多出现在夜间，在休息时疼痛明显。疼痛常持续数分钟至几小时，疼痛通常是肌肉深层，而不是关节或骨骼处。

临床上常分为肝肾不足、脾胃虚弱两个证型：

1. 肝肾不足：筋骨痿弱，下肢骨及关节部位疼痛，局部有明显压痛。尤其是5岁以下小儿语言表达不清，哭闹，不愿走路，舌淡，苔少，脉沉细无力。

2. 脾胃虚弱：肌肉软弱无力，下肢及关节部位疼痛，当小儿走路或玩耍时腿痛，怕走路，甚者哭闹，不思饮食，偏食，舌淡，苔少，脉细弱。

【诊断要点】

1. 病史：多无明显诱因。

2. 多发于10岁左右的儿童。

3. 肌肉深层疼痛，疼痛常持续数分钟至几小时，休息时加重，活动时减轻或消失。

4. 辅助检查：X线检查排除骨骼的感染或肿瘤；实验室检查排除感染。

【治疗】

[**基本手法**]

1. 补脾经，补肾经，揉板门，揉二马。

2. 摩、揉腹部，分推腹阴阳，点中脘、关元、气海，摩脐。

3. 拿、揉下肢，轻揉、摩、擦疼痛关节周围，连续按压阴陵泉到三阴交。

4. 掌揉背部膀胱经，点大杼、脾俞、肾俞。

5. 点委中、绝骨、昆仑、太溪、涌泉。

[**加减手法**]

1. 肝肾不足：点肝俞，横擦腰骶部，搓命门、涌泉，点关元。

2. 脾胃虚弱：揉板门，点足三里，捏脊。

【注意事项】

1. 让患儿多摄取促进软骨组织生长的营养素、富含维生素C的蔬菜和水果。

2. 疼痛比较厉害时，应注意让孩子多休息，让肌肉放松，不要进行剧烈活动。

3. "生长痛"会逐渐减轻，到18岁左右均能自愈，故不必服药治疗。不过，应注意排除风湿性关节炎、链球菌感染、过敏性关节炎等疾患，以免延误治疗。

七、脱肛

【概述】

脱肛，称肛门直肠脱垂，是指肛管、直肠向外翻而脱垂于肛门之外，多发生于 1～3 岁的小儿，男女均可发病。

由于解剖特点，婴幼儿盆腔组织发育未完善；骶骨弯度尚未形成，直肠与肛管处于一条直线上，腹压直接由直肠传到肛管；盆腔底部肛提肌和支持直肠周围的组织较薄弱，不能保持直肠处于正常位置；在长期腹压增高状态下，如剧烈咳嗽、呕吐、便秘、用力排便，尤其有营养不良、气血不足时，均可造成直肠脱垂。

按中医理论分析，脱肛属于中气不足。长期喂养失当，营养不良、久病或体质衰弱儿，都可造成脾气不足、脾不升清、中焦气机升降失司，加之大肠与肺相表里，久泻久秘，耗损大肠，伤及肺气，肺失宣肃，则使腹中气机紊乱，大肠失之温煦、升提之气，故而下陷。

【临床表现】

轻者多为直肠部分脱垂，即黏膜脱垂或直肠全层脱垂，但脱出物易于复位。重者多为肛门直肠脱垂反复发作，且伴有局部充血、水肿，不易复位，甚至发生嵌顿。中医将其分为中气下陷、肺脾气虚两型。

1. 中气下陷：肛门直肠脱垂，脘腹胀满，面色萎黄，食欲不振，经常便秘或泄泻不止，或排便溏秘不均，舌淡苔白，脉虚无力。

2. 脾肺气虚：肛门直肠脱垂，体质虚弱，易于外感，动则汗出，腹胀纳差，便秘或溏，面色淡白，舌淡苔白，脉虚无力。

【诊断标准】

1. 患儿可长期患有易使腹内压增高的病症，如便秘或腹泻、咳嗽等；有些患儿可有骶骨发育异常的病史。

2. 患儿具有排便时黏膜脱出甚至肛管脱出的症状。早期可用手推复位，严重时可出现局部充血、水肿、溃疡、出血，以致复位困难，或发生嵌顿而导致严重并发症。

3. 实验室检查和其他检查无异常。

【治疗】

[**基本手法**]

1. 补脾经、补肾经、补大肠。

2. 用双掌搓热敷于小腹部，从脐部至耻骨边缘，沿任脉行提捻法，再用双手拇指分别点揉双侧带脉穴。

3. 将患儿下肢提起，同时自下而上推小腹部；点气海、关元、中脘，可配合的患者，点足三里同时令其做提肛动作。

4. 掌揉大腿内侧，从阴廉至箕门穴行连续压迫法，压迫时以局部有酸胀感为宜。

5. 患儿俯卧位，双掌从背部到腰骶部沿足太阳膀胱经 1、2 侧线行掌揉法。

6. 点揉脾俞、肾俞、大肠俞、至阳、命门等穴。

7. 掌搓腰骶部，以局部有温热感为宜。

8. 用指间关节背侧在八髎穴处行拨法，再用掌在八髎穴处行轻拍法，提捻七节骨。

9. 揉点百会穴，拿肩井。

[随证加减手法]

1. 中气下陷：揉膻中、中脘，颤神阙，捏脊。

2. 脾肺气虚：补肺经，揉太渊，揉中府，在背部做快速分合法。

【注意事项】

1. 脱肛后应注意用温水清洗脱出物，用棉花或纱布蘸少许食用油涂于肛周，轻轻复位，复位后平卧片刻再活动。

2. 肛门直肠脱出时间较长或肛周有红肿时，可用少量药物外敷或熏洗。如肛门红肿者，可用热水冲化朴硝、白矾熏洗，再行手法复位。如肛门处有肿物但不红肿者，可用葱、荆芥、五倍子煎汤熏洗，再行手法复位。

3. 凡已懂事之儿童，应嘱其经常做提肛收缩动作，每日 200 ～ 300 次。

4. 平时注意小儿的生活护理，养成良好的排便习惯，防止腹泻和便秘的发生。

5. 积极治疗原发病，以求治本。

八、隐睾

【概述】

隐睾为先天性阴囊内没有睾丸，它包括睾丸下降不全、睾丸异位和睾丸缺如。睾丸下降不全是指出生后睾丸未能通过腹股沟管并沿着腹膜鞘突下降至阴囊而停留在下降途中，包括停留在腹腔内。睾丸异位是睾丸离开正常下降途径，到达会阴部、股部、耻骨上、甚至对侧阴囊内。上述情况中某些病例的睾丸是有活力的，而另一些病例则可能已经萎缩或失活。睾丸缺如是指一侧或两侧无睾丸，约占隐睾患者的 3%～ 5%。

引起隐睾的确切原因尚未明确，内分泌调节异常和多基因缺失可能是主要原因。

【临床表现】

患侧或双侧阴囊发育差，阴囊空虚。约80％隐睾可触及，但须区分回缩睾丸。回缩睾丸可以被挤入阴囊而隐睾则不可以。约20％为不可触及隐睾，其中睾丸缺如占45％，腹腔内睾丸占30％，睾丸发育不良位于腹股沟管内占25％。若双侧睾丸均不能触及，同时合并小阴茎、尿道下裂，可能为两性畸形。

【诊断】

1. 患者常因阴囊空虚、内无睾丸而就诊。

2. 针对不可触及的隐睾患者B超可做为常规检查。

3. 影像检查目的在于对睾丸组织定位。睾丸动静脉造影及精索静脉造影能提供100％的准确率，却是有创检查，因而在临床上婴幼儿中不作为常规进行。

4. 影像检查后未发现睾丸者，仍需进行手术探查。腹腔镜是当前不可触及隐睾诊断的金标准。

5. 激素的诊断应用在于明确无睾症，对于双侧隐睾且不可触及的患儿，激素刺激试验目的在于避免不必要的手术。

【治疗】

1. 患儿仰卧，背部垫枕，医生用手掌自上向下推小腹部。

2. 找到睾丸，用拇、食、中指捏住其顶端，向阴囊挤压。不能还纳者，保持上述体位，使患儿突然坐起，同时向下挤压睾丸。

3. 一手轻轻牵拉睾丸，另一手按揉耻骨联合上缘。

4. 俯卧位，轻揉腰骶部。

【注意事项】

1. 对于男性新生儿来说，都必须检查有无隐睾。尽早发现，及时治疗。

2. 对睾丸完全缩入腹部及睾丸缺如者建议手术治疗。

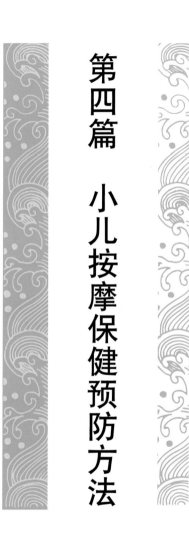

第四篇　小儿按摩保健预防方法

婴幼儿机体稚幼，生机蓬勃。小儿按摩的首要任务应当是对健全儿童的保健、预防，其意义在于：

1. 强身：婴幼儿正处在生长发育阶段，我们不应仅仅满足于他们无病，而要使他们有强壮的体魄、充沛的精力。通过按摩，可增强儿童体质，提高其抗病能力。

2. 适季：一定季节、一定环境的变化，对于机体发育未充的婴幼儿都可能成为致病因素，而通过按摩可增强孩子的应激能力，提高其在各种环境下的适应能力，消除体内不适季节的致病隐患。

3. 生长：基本正常无病的婴幼儿，也可伴有体重不足、发育迟缓、肢体不灵、智力欠聪等问题，按摩可有明显的促进生长、发育、通窍、益智等作用。

4. 防病：对于患过某些病证或具有某些病证发生倾向的婴幼儿，则更适宜通过按摩"未病先防"，有效地控制或减少疾病的发生。总之，对婴幼儿从保健、预防入手，是临床按摩学的重要任务，也是可以显示按摩学优势的一个广阔领域。

下面我们分部介绍儿童保健、预防方法。

第一节　婴幼儿全身的保健按摩

【概述】

对婴儿进行合理的皮肤、肌肉按摩，增加淋巴液、组织液循环，加强肌肉活动，对增加身高均有明显作用。

【操作】

1. 推摩胸部：医生以两手掌轻放在婴儿胸部向上、向侧方缓慢地推动。

2. 摩擦胸部：两手放在婴儿胸部两侧，四指固定不动，用拇指反复摩擦婴儿胸部。

视频 4-1-1

儿童全身保健按摩

3. 握推小腿：婴儿仰卧位，两臂置于体侧，医生一手托住婴儿一侧踝部，另一手拇指与其余四指分开，轻轻握住患儿足踝部，自下而上依次连续向前推摩，然后更换另一条腿。

4. 摩擦脚掌：医生以一手握住婴儿同侧小腿，用另一手拇指指腹自后向前摩擦婴儿脚掌，然后更换另一侧脚。

5. 揉捏大腿：医生用一手置于婴儿大腿上，拇指与其余四指相对，自下而上揉捏大腿。

6. 揉捏臀部：婴儿俯卧位，医生拇指与其余四指分开，轻轻地揉捏、提拉和分开婴儿的臀部。

7. 拍击臀部：医生一手轻按婴儿两小腿，另一手手背轻拍婴儿臀部。

8. 拍击背部：医生两手掌交替轻拍婴儿背部。

9. 捏提脊背：即施捏脊法。

第二节　五官保健法

一、眼保健法及部分眼病疗法

眼，被称为心灵的窗户，是人之精血、神气汇聚之处。人体神气的盛衰、精血的盈亏、脏腑功能的强弱、机体反应的灵敏程度，都可由眼直接观察出来。眼又是最能代表人个体特异性的重要部分。眼承担着视觉功能，是人体感知外界信息的重要途径。因此，保持眼睛的健康是非常重要的。

（一）眼保健法

正常儿童应表现出双目明亮、炯炯有神、光彩内含、黑白分明、活动自如、反应灵敏，这就叫作"有神"。"有神"是人体精充、气足、神旺的表现。重病患儿表现为"无神"或"少神"状态，可见双目呆滞、暗淡无光、瞳神晦浊、白睛色染、斜视睑垂、反应迟钝等，均是人体精伤、气损、神衰的表现。

有些患儿由于不良的生活习惯、学习习惯，或先天发育异常，或后天病损影响，可出现斜视、睑废（眼睑下垂）、近视、远视、复视、麦粒肿等眼部形态异常，或功能方面的异常，这些都可通过对眼的保健按摩予以预防。

【基本手法】

1. 多指、呈顺时针方向，顺序揉眼轮匝肌，揉至皮肤微微潮红。

2. 多指、呈顺时针方向，顺序点眼眶。

3. 点睛明、鱼腰、承泣、四白、头维、光明等穴。

4. 点揉风池，快速搓风府及周围肌肉。

5. 叩打头顶及头两侧。

6. 点按肝俞、合谷。

以上穴位皆取双侧，可同时施术，亦可做完一侧再做另一侧。

【目的】

本法主要作用于眼周围肌群，可使其松弛、舒缓，可解除眼肌疲劳，点按眼眶，可调整眶下诸眼神经；点揉睛明、鱼腰等眼周穴位，可通调气血、明目安神；叩头，可刺激颅内视区；点肝俞，可疏肝通络，以助目中气血之灌注。故此法兼取中医、西医之长，综合作用而达明目安神、疏肝调视之目的。

健康儿一日一次，七天为一疗程，可用于解除眼睛疲劳，保护眼睛，预防眼部疾患。

（二）常见眼部疾病疗法

对那些欲有目的地预防某种眼疾者，或眼部已有异常病证的患儿，可在以上诸法的基础上适情选择手法。

1. 斜视

（1）内斜视：点太阳，提起眼轮匝肌外缘处肌肉捻揉。

（2）外斜视：揉睛明附近，提起眼轮匝肌内侧处肌肉捻揉。

无论单眼斜视或双眼斜视，均在两侧做手法，意在使双侧肌肉协调运动。以上均做较强刺激，使小儿有局部放电感觉。

（3）内斜视、外斜视共取法：①擦搓或点揉缺盆区，呈横向移动。②滚揉，在上肢外侧，由肩至腕。③在手心区，点揉内劳宫穴。④在颈项两侧用鱼际部做揉法。

从颈至手，重点施术的腧穴有颈中、肩髃、肩贞、中府、曲池、鱼际、外关等。

2. 近视眼

（1）闭目，轻揉眼球至有轻微发胀感。

（2）揉耳穴中的目穴。

3. 复视：手法同近视。

4. 麦粒肿

（1）在麦粒肿易发或已发部位相应处的眼眶，依次做上缘揉、下缘揉。

（2）压肩井，至局部产生酸胀感。

5. 眼睑下垂

（1）点、揉攒竹、丝竹空、阳白等穴。

（2）点、揉曲池、合谷或足三里、三阴交。

（3）叩、按脾俞、胃俞。

（4）上睑下垂，对上眼肌、眼眶强刺激；下睑下垂，对下眼肌、眼眶行强刺激。

视频 4-2-1
儿童眼部保健法

177

二、鼻保健法及部分鼻病疗法

鼻为肺之外窍，它是人体呼吸系统与外界接触的门户。鼻不仅有嗅觉，还有保护机体、抵御外邪的作用。鼻位于面部中央，在保持人的容貌秀美、整洁方面也有着重要意义。我们要保护鼻的外形，更要保护鼻腔使之畅通，以行使正常功能，这是维护人体健康的重要环节。

（一）鼻保健法

正常儿童，应表现鼻位居中端正、鼻头光亮、肤色润泽、鼻腔通畅、呼吸均匀、语声清晰、声调和美，这是肺气顺畅、精气调和的表现。有病变时，患儿则可见鼻流清涕、鼻塞不通、鼻尖青紫、呼吸窘迫、鼻翼扇动、声音嘶哑、语声重浊等，是气道不畅、肺失宣肃的表现。

为保证儿童的体态健美，我们应重视鼻部的保健。为预防呼吸系统疾病的发生与传播，也应从鼻部的保健做起。

【基本手法】

1. 以中指、食指或拇指点揉鼻翼两侧，重在迎香的上、下、左、右揉动。

2. 以拇指分别在鼻两侧由上至下做摩法。

3. 徐揉鼻根部、印堂至两眉梢部。

4. 头转向一侧，以一手前点人中，另一手后点风府，逐渐着力按揉。

5. 从风池到风府，用双手做搓、摩法。

6. 从上向下擦搓后颈部。

7. 揉鱼际、列缺、手三里，点肺俞、大椎。

【目的】

此法重点作用于鼻周围腧穴，使其经气通畅、气血充盛。加之对手太阴肺经、足太阳膀胱经、督脉等腧穴及循行区域的刺激，加强人体卫外之藩篱的作用，故可起到抵御外邪、未病先防的作用。健康儿一日一次，七次为一疗程，可用于预防鼻炎及呼吸道传染病。

（二）常见鼻部疾病疗法

对于易患鼻炎、咽炎、喉炎、气管炎、哮喘等呼吸道疾病的儿童，为预防病发，在应用基本手法的同时可选用以下方法：

1. 喉炎、咽炎

（1）揉颈两侧斜方肌。

（2）点揉哑门穴及周围压痛点。

（3）由哑门分别从左右沿发际边缘擦揉至翳风穴。

（4）揉擦或揪风门穴。

（5）揪颈项后部（有内热者可揪至皮肤发红、发紫）。

（6）揉天突穴，手推甲状软骨，听到骨摩擦音者效果好。

2. 气管炎

（1）推胸大肌，揉胸锁乳突肌，并沿锁骨边缘行连续压迫法。

（2）点揉中府穴。

（3）轻揉膻中穴。

（4）顺手太阴肺经循行部位，由中府下行，重推尺泽、经渠、列缺、鱼际等穴。

（5）拿肩井穴。

3. 哮喘

（1）提拿肩井、极泉、中府等穴。

（2）沿肋骨边缘搓剑突至气海穴，直至皮肤发红。

（3）在背部做推法，重推肺俞、大椎等穴。

视频 4-2-2
儿童鼻部保健法

三、耳保健法及部分耳病疗法

耳为肾之外窍，耳不仅有听觉功能，而且作为人体的生物全息点可反映周身五脏六腑、四肢百骸的病痛。肾为人体先天之本，其藏精主髓、主骨通脑功能的强弱亦可由耳反映出来，因此，耳部保健法，不仅可有助提高儿童的听觉功能，还有强肾壮骨、益智镇静的作用，以及促进生长发育之功。

正常儿童两耳竖立，置于两侧，肤色明润、光滑无皱、柔软无痛、听音清晰，这是肾精充盈、正气强盛的表现。病变时可见耳郭晦暗、枯竭无泽，或耳起色素斑点、皱褶、突起，或局部触痛瘙痒、耳鸣、耳聋等，这是肾之精气不足或浊邪郁滞、肾气不得正常疏达所致。

（一）耳保健法

为保证儿童正常生长、健康发育，为保证儿童耳听灵敏、活泼聪慧，我们提倡耳部保健按摩法。

【基本手法】

1. 揉耳：拇指在上，食指、中指托下，顺耳郭周围分三层由外向里循序施揉。

2. 拉耳：依上手位，将耳垂直向外呈水平位拉，以小儿能耐受为准。

3. 摇耳：以上三指捏住耳郭，由下向前上摇（摇时，耳中有沙沙响声者为有病儿，响区为患病区）。

4. 叠耳：以上三指将耳郭捏住，并上下叠捏，以上压下，两侧同时向内聚拢，再猛然放松。

5. 握耳：从颊部滑手过耳，双侧压住，刹那间突然张手。

6. 搓耳：从里向外顺序搓耳。一侧耳折向前，向下外搓耳后。

7. 抿耳：从里向外抿耳郭。

【注意事项】

1. 刺激量不要太大，但要持久、均匀、中等力度。

2. 做完后，耳部微微有灼热感，或耳郭潮红，均为正常现象。

3. 耳部有皮损或炎症时不宜做此手法。

【目的】

此法主要作用于耳郭，它集多种手法反复、透彻地刺激耳郭，可使气血运行加速，局部反应敏感。实际上是刺激人体在耳部生物全息点的各个部分，因而对人体自身有调整、强壮、防病、祛痛的作用。

健康儿童，一日一次，七次为一疗程，可用于强壮身体、镇静安眠。

（二）常见耳部疾病疗法

对于有各种病痛倾向，或生长发育不理想的婴幼儿，应在耳部以拇指探查，寻找痛点或异常敏感点（如色素沉着、突起、结节等），再于相应异常点上进行手法刺激，其方法为：

1. 以上基本手法施至"握耳"完。

2. 先在耳部寻找敏感点，再在相应区捻、加压、放松；再捻、再放松。需强刺激时还可捻加振动，或另一手加压颤动。必要时还可在施术后于敏感点加压王不留行，用胶布粘贴，以巩固疗效。

视频 4-2-3
儿童耳部保健法

3. 再施"搓耳"等法至结束。

四、齿颌保健法及部分齿病疗法

牙齿用以咀嚼食物，下颌托齿的张合，它们在完成语言、咀嚼、吞咽等功能中都起着重要作用。婴幼儿牙齿适时萌出，是正常生长、发育的重要标志。牙齿整齐、白净是健康的外在表现，因而保证孩子牙齿的正常发育、洁白、整齐，保证下颌骨、肌对称适位、协调运动是非常重要的。

（一）齿颌保健法

正常婴幼儿，四个月到十个月开始长第一颗乳牙，一般二岁左右出齐，共二十颗。六岁左右乳牙逐个脱落，换生恒牙，共二十八到三十二颗。无论婴幼儿始生之牙，还是儿童换生之牙，如适时生出，排列整齐、洁白、荣润，标志肾气充盛、发育健康。而有些幼儿则出现乳牙迟出或换牙延迟，生长稀疏、牙体较小，或牙齿黄垢、灰垢甚至黑垢，枯竭不荣，或脱落不全，这都是缺乏营养或某些疾病导致的牙齿发育异常。还有些儿童出现牙齿排列不整或下颌前突或面肌发育不对称等，都可能是由于不正确的咀嚼方式或不正常的生活习惯或先天畸形等原因导致的，因而需要应用对儿童齿颌部的保健手法协助儿童保持齿颌的健康、美观，预防或纠正颌、齿的畸形或异常发育。

【基本手法】

1. 一手托住幼儿下颌，另一手由耳至下颌推揉咀嚼肌外缘。

2. 沿口轮匝肌外侧行环周揉。

3. 双手用分法分推下颌肌。

4. 点按率谷、下关、颊车、承浆等穴。

5. 点揉足三里、三阴交等穴。

6. 叩点脾俞、胃俞、肾俞等穴。

以上手法均做双侧。1 ～ 2 项由一侧做至另一侧，3 ～ 6 项双侧同时做。

【目的】

以上手法重点作用于口周肌。通过刺激加快局部血液循环，提高局部神经的敏感性，加强肌肉的代谢，而促进下颌骨的生长、发育，进而刺激骨槽内牙齿的生长。点揉下关、承浆等穴，在于加强局部气血流通；点揉足三里、三阴交及诸俞穴，在于强肾健脾、增强先后天之根本，以利齿、骨的健康生长。

健康儿可用此法，一日一次，七次为一疗程，有促进牙齿生长、维持下颌端正发育、预防龋齿的作用。

（二）常见齿颌部疾病疗法

如欲预防或治疗某种牙病、口腔畸形，可在以上手法的基础上选用以下手法：

1. 下兜齿

（1）沿耳前颞部至颏部做捏法。

（2）一手托下颏，一手向上做推揉法。

（3）按揉下关并叩打其穴及周围肌。

（4）沿下颏肌至胸锁乳突肌，向下后做推揉法。

2. 牙痛

（1）顺手太阴肺经揉，重点揉按偏历穴。

（2）如由龋齿所致的牙痛，在龋齿相对应的口周做指压法，上龋齿在上口周取点，下龋齿在下口周取点。

（3）上牙痛可在颧骨周围寻找压痛点指压。

视频 4-2-4
儿童齿颌保健法

五、颜面保健法及部分皮肤病疗法

颜面是机体皮肤最裸露的部分。婴幼儿肌肤柔软、细嫩、红润、光泽，可反映五脏精气的盛衰、体内阴血的盈亏。孩子身体健康，面部色泽表现最为清晰；内有病损，面部反应也最为迅速。其天真可爱之相正是由颜面显露的，但小儿颜面皮肤稚嫩，也最易感受病毒或受到损伤，所以，应以保证孩子颜面的荣润、光泽、漂亮作为保健的重要任务。

（一）颜面保健法

【基本手法】

小儿熟睡时做，清醒时亦可。面部需涂油脂护肤霜。

1. 沿面颊肌轻轻抚摸，轻摩咀嚼肌、口轮匝肌、前额等部。

2. 沿眼轮匝肌、口轮匝肌做多指轻揉。

3. 双掌从下颏沿两颊外缘向外推，用掌心在全脸轻轻搓至面微红而止。

4. 以拇指、食指揉鼻翼两侧。

5. 双手掌从头顶百会穴始，向两侧分推；分手点，由百会至前发际，再由百会至后发际。以患儿自感舒适为原则。

6. 轻拿两肩。

7. 轻揉合谷。

【目的】

此法多用较为轻柔的手法，主要作用于面部诸肌群，使其相互更为协调地运动，保持其紧张度。轻摩法作用部位比较浅表，故可作用于面部的皮下腺，使其正常分泌，保持皮肤润泽；轻推头部，在于轻轻刺激大脑感觉区；拿肩，在于刺激颜面稍外围肌群，促进其与面部诸肌群的协调运动；揉合谷，主要在于刺激面部循行的主要经脉之一——手阳明大肠经，促其增加气血运行，也是中医"面口合谷收"理论的具体应用。

正常儿用此法，可一日一次，七次为一疗程，常用于暑热之际或严冬之时，或携儿外出前后等，可保持小儿皮肤润泽，预防疖、瘄、疹、痱等皮肤病变。

（二）常见皮肤病疗法

如有皮肤病史，想预防病发者，可在以上基本手法的基础上，加用其他手法治疗。

1. 面部毛囊炎

（1）轻揉耳前三叉神经节。

（2）轻揉风池、风府。

（3）轻揉颈部两侧。

2. 湿疹：点揉曲池、血海、承山、足三里等穴。

第三节　五脏保健法

五脏是人体五大系统的代表。心、肝、脾、肺、肾不仅有其各自重要的生理功能，并且各与其相表里的五体及其主宰的皮毛、孔窍、相络属的经络系统联系。五脏是整个人体的中心，因而要维持人体的健康和勃勃生机，就要保持五脏功能的强盛。

一、心系保健法

心，古称之为人体的"君主之官"，意在强调其功能的重要性。心主神明，心气旺盛可使人神气清爽、思维敏捷、情绪稳定、朝气蓬勃；心主血脉，心血充盈可使心脉流行畅顺舒缓，人体各部得以充分供养，五脏六腑皆得所安；心主汗液，心之气血不衰，热则汗出，冷则汗止，汗出有序，体内温和；心开窍于舌，其华在面，心之阴阳平秘则舌润面荣、色红有泽、光彩内含、精神焕发。

正常儿童应保持心气旺盛、心血充盈、阴平阳秘、精神不衰，故应显见聪明活泼、愉快好动、表情自如、反应灵敏以及面色红润、精彩内含、微微汗出、皮肤潮润等。当心系有病变时，患儿则见精神不振、疲惫倦怠、嗜睡倦卧，或易惊不眠、面色不荣，或晦暗无泽、脉搏失度，或浮露无边等。故应注意心系保健法，以求达到镇静安神、益精祛倦、疏调血脉、调汗润面之功效。

【基本手法】

1. 儿童平卧，沿肋骨边缘做多指分法。

2. 以双手拇指在乳头周围轻快摩擦，轻揉双侧乳头。

3. 以拇指沿上臂内侧行揉法，由郄门到内关行连续按压，反复施术 7 ～ 9 遍。双手交替施术。

4. 以双手牵小儿双臂，拇指点神门，其余四指握前臂外左右，同时向外牵拉双臂，再放松，反复施术；点太渊穴，持小儿双臂上提，放松；反复施术。

5. 双手交替推肩。

6. 揉双侧手三里或揉同侧手三里、足三里。

7. 小儿俯卧，双掌沿督脉行摩擦法数遍；双手以两指沿督脉两侧由上向下行推法；点肺俞、心俞、厥阴俞等。

8. 小儿坐位，沿发际边缘做揉法；揉颈项两侧，以胸锁乳突肌和斜方肌之间的颈中穴为主。

【加减手法】

1. 提神健脑：小儿坐位，一手沿后颈绕耳过颊行摩法；一手托后颈，一手捏两额向上提；反复多次。

2. 安神催眠：小儿坐位或侧卧位，微合双目，轻摩眼；绕眼周轻揉以放松眼轮匝肌；揉巨阙；反复数次。

【目的】

本法作用重点为三方面：其一是刺激心之局部皮肤——摩肋、揉乳，提高纵隔（提双臂），可促进心脉血液运行，增加冠脉供血量；其二是沿手少阴心经刺激，揉、按诸腧穴，以促经气循行，促进心脉供血；沿督脉的刺激，在于加强阳气的运行、布达，促进心阳的旺盛；其三是刺激生命中枢，发际边缘为大脑延髓的体表部位，颈中穴附近是迷走神经经过之处，给

视频 4-3-1
儿童心系保健法

予直接刺激可调节交感神经与迷走神经的张力，使之协调。故较强的刺激多兴奋交感神经、提高心率，以提神健脑、解疲祛怠；较弱的刺激配合眼球的轻刺激可相对使交感神经兴奋性减低、心率减慢，以安神镇惊、止痛催眠。

二、肺系保健法

肺与心共聚胸中。肺主气、司呼吸，在肺气的作用下吸清呼浊，完成人体与自然的气体交换，是人体获得外界营养的重要途径；肺主宣发、肃降，在人体气机条达方面起重要作用，是饮食水谷精微转输、布散的重要环节；肺开窍于鼻，外合皮毛，是人体抗御外邪的第一道防线。

正常儿童肺气疏达，应表现为呼吸自主、平稳均匀、宣降有序、气机舒畅、不积不郁、不肿不胀、鼻窍通畅、周身微汗、身体强健、不易外感。当肺系病损或失于强盛，则首先表现为易于外感，有些家长时常抱怨小儿感冒防不胜防，动辄鼻塞、流涕、咽红、咳嗽，甚则高热喘息或面浮目肿。如频繁用药，则患儿哭闹不易接受，或又恐其副作用而变生他疾。此时运用按摩，不痛无伤，且舒适简便，既可治疾，又宜防病，故而提倡肺系保健，对婴幼儿尤其对素有呼吸系统旧

疾之患儿，是至关重要的。

肺系保健可达到平调呼吸、固卫抗邪、顺肺理气、通窍利水之功效。

【基本手法】

1. 小儿卧位，以掌或多指沿锁骨中线由上至下逐肋做揉法，重点压迫锁骨边缘。

2. 双手多指按揉胸大肌。

3. 以一掌压迫胸骨柄，另一掌按压其上，随呼吸按压；点揉膻中；揉双侧中府。

4. 沿上臂内侧手太阴肺经循行路线，由上至下顺序按揉。

5. 双手分别以拇指点鱼际，其余四指握手背将小儿双臂拿住，行下牵、前旋、上提；双臂屈曲，点曲池，再将小儿双臂上提。

6. 小儿俯卧，以肺俞为中心，沿第1～5胸椎两侧按揉；点按脾俞。

7. 点揉天枢；前点人中，后点哑门，双手对按。

8. 轻揉翳风，拿肩井。

【加减手法】

1. 固卫解表、预防外感：可重点揉曲池、血海、承山、足三里，每穴揉100～200次，双侧同时进行，至局部有湿感。年长儿，可令其每日自做。

2. 益气止汗：用于体弱多汗者。可按揉关元穴，指压足三里穴，每穴施中等刺激手法50～100次。最后点按两侧夹脊。

3. 疏皮润肤：用于皮肤燥涩者。可在患儿皮肤上做大范围的揉摩法，亦可点揉涌泉穴。

【目的】

本法作用重点有三个方面：其一是开通胸廓、疏肋、压胸、刺激膻中、揉摩胸大肌等，在于加强胸廓运动，以利呼吸通畅；其二是疏达肺经，沿肺经的刺激，重点中府、太渊、经渠以及肺俞，都在于加强肺经气血循行，以利固表卫外；其三是平调阴阳，以任脉之人中、督脉之哑门既可沟通阴阳、平调气机，又可直接刺激延髓呼吸中枢。以上三法共达疏肺理气之功效。肺气顺气机通，故可达卫外、润肤、利水之功效。

视频 4-3-2
儿童肺系保健法

预防外感，重点手阳明大肠经之曲池，足阳明胃经之血海、足三里，足太阳膀胱经之承山等经验穴。其义在于加强阳经的经气循行，使阳气疏达外散，故而可达益卫固表之功效。

三、脾系保健法

脾胃乃人体后天之本。古人非常重视脾胃之气，无论从色从舌还是从脉，都要诊出脾胃之气，才是健康的表现。脾主运化，其运化水谷以供后天人体长养之需；其运化水湿以使水液输转化精，布散周身；脾主升清，与胃之降浊，合为人体中焦之橐籥（发音 tuó yuè，意为中国古代炼铁所用之风箱），一升一降，使整个胸腹周身的气机调达；脾主肌肉，脾气充养，使得周身肌肉丰满、柔韧舒活；脾其华在唇，开窍于口，其精气可由口唇之红润光泽而见。

正常儿童，脾气强健、脾阴不衰，故能食不积、口唇红润、不流涎、不燥渴、肌肉丰满、跑跳自如、形体匀称、胖瘦适中。而小儿脾常不足，或由先天发育不良、精气未充，或由后天调理失常、脾胃先伤，脾胃气伤之儿，可见面黄形瘦、肌肤不荣、口唇淡暗、流涎不止、食饭不香、厌食易积、嗜食异物、腹满胀大、下利溏薄或秘结难解、乏力倦怠、精神不振、哭闹易惊、不能自持。故应行脾系保健法，在于加强后天，益本固末，消食化积，增进食欲，调气利水，促长止涎。

【基本手法】

1. 儿童俯卧，医者以双手平置于小儿两肩，由肩始平摩，过背、过臀、过下肢至足跟；由督脉两侧始，循体两侧，摩至儿童躯体自行伸展。

2. 捏脊，由长强至大椎，沿脊椎棘突捏提 3～8 遍，于脾俞、胃俞处着力提拿或提捻。

3. 揉双侧腓肠肌，至皮肤潮红、灼热为止。

4. 儿童仰卧，医者以多指轻揉中脘、章门，叠神阙。

5. 沿双腿前外侧（足阳明胃经）由上而下做推摩法，重点点揉足三里、上巨虚、公孙穴。

6. 以手持儿童双足，交替行足屈伸运动。

7. 双手托儿两腮，轻揉两颊，重点地仓、承浆穴。

【加减手法】

1. 增进食欲：摩腹，由上而下，重点上脘、中脘穴。

2. 预防腹泻：在摩腹的基础上揉水分穴，预防腹胀者，揉建里穴。

3. 预防呕吐：在摩腹的基础上揉巨阙穴。

4. 止涎：重施基本手法之 7，并以一手扶患儿头部，另一手拇指自耳后始，揉耳后乳突至翳风，做双侧。

【目的】

此法作用在三个方面：其一是根据"脾主肌肉"的原理，平摩儿童肩、背、下肢等阳侧大面积肌群，并揉腓肠肌等，可间接刺激脾经、增强脾气。其二是重点提捏脾、胃等俞穴及足三里、上巨虚等足阳明胃经穴，在于疏通胃本经之气血。其三是摩腹、点中脘、叠神阙等，都可刺激腹部，进而调整脾胃气机，使之顺畅而能行使其功能。总之，脾系保健法的施术，可改善消化功能、调整脾胃气机，故对后天调养失当、生长发育不良、体质消瘦的羸弱儿都可有较好的防病强身作用。

视频 4-3-3
儿童脾系保健法

四、肝系保健法

肝为阳脏，其性亢烈。因肝主疏泄，可使气机条达，则心情愉快、不气不恼；肝气疏泄，脾胃得健，则水谷得运，食欲旺盛；肝藏血，人体血液多贮藏于肝，使肝体不燥，肝用得舒；肝主筋，其华在爪，肝体濡润，肝气舒达，则筋脉柔韧、不搐不惊；肝开窍于目，目得肝血濡养，故肝血充盈，则目露神采、视物清晰。

正常儿童肝血充盈、肝气条达、经筋舒缓、血脉通利，故应表现为聪明活泼、心情愉悦、气平不郁、能食不积、跑跳自如、手脚灵活、目光明亮、神采奕奕。而逢情志久郁或阴血暗伤，都可抑制肝气、耗损肝血，肝气郁滞则易化火生风，肝血不足则易伤筋害目，故肝病一生则多变生他疾，产生恶劣后果。一般的肝郁气滞就可使儿童烦躁易怒或抑郁不舒，动辄闷闷不乐或哭闹不休，稍有不顺心之事则吵闹哭叫、不易制止，甚则晕厥、逆冷，或惊悸恐惧，或眠而不安、易惊易搐，故进行肝系保健非常重要，对有情志刺激或神经系统不稳定儿尤为重要。肝系保健以求达到疏肝理气、镇静安神、舒筋通络、养血明目之目的。

【基本手法】

1. 小儿仰卧，医生以双手掌从患儿胸骨柄上缘并排向下推，双手分开，过腹侧、腿外侧至双足外侧 3～5 遍；沿胆经循行路线反复推 7～9 遍，再沿此路线做轻揉法。

2. 开三门（在幽门、期门、章门三穴上，以双手拇指做开法）；运三脘（在胃脘部、大腹部及小腹部行运法）；点揉光明、太冲，亦可两穴同时点；揉阳陵泉；在腹直肌两侧循足阳明胃经路线轻轻做提颤法。

3. 小儿俯卧，医者双手多指在其背部两侧做分推法，以轻刺激为主；双掌揉 9 ～ 11 胸椎两侧，沿足太阳膀胱经路线重点揉肝俞、脾俞；点筋缩；沿大腿内侧至小腿内侧行揉法，点曲泉；重揉大包。

4. 小儿仰卧位，医者点揉其风池；做拿肩法，重点揉肩井；掐十宣。

5. 小儿仰卧位，医者沿其眼轮匝肌周围做揉法，重点睛明。

【加减手法】

1. 防抽搐：对四肢分别做由内向外的理筋法，点揉身柱穴。

2. 防惊厥：点揉内关、外关，按揉鼻尖之素髎、头顶之百会。

【目的】

此法作用在三个方面：其一是沿足少阳胆经与足厥阴肝经的循行路线顺序刺激，以使经脉畅通、经气流行、气血充盛、肝疏调畅。其二是轻推肝俞，在于加强脏腑之气，点筋缩、大包等穴都在于使筋脉舒缓、不拘不急，可预防抽搐。其三是刺激十宣，意在突出其镇惊息风之功效。

视频 4–3–4
儿童肝系保健法

五、肾系保健法

肾，被称为人体先天之本，藏先天之精，贮后天之精，并藏人体元阴元阳，因而肾的强盛是体质强壮的基础，是阴阳平衡的根本。肾主骨生髓通脑，说明肾精的充足、气血的平调，在维持大脑的聪明、敏捷方面有重要意义；肾主纳气，由肺吸入之清气，在肾的作用下潜入下焦，方为有根之气；肾主固摄，在肾的作用下二便随意，适时排泄；肾主调水道，气化蒸腾。故而肾气不衰的儿童，应表现为正常发育、健康成长、骨骼健美、耳聪脑灵、呼吸潜纳、二便调匀、水道通畅、不浮不肿；而年龄幼小肾气未充，或先天病损肾不足，或后天失养精血耗损，或慢病久病肾本大伤，皆可致小儿出现发育迟缓、智能低下、身体羸瘦、骨骼弱小、肌肤不温、色泽不润、二便失调、面浮肌肿、腹泻遗尿或便秘尿涩、呼吸浮浅、易喘易咳等。因而注重肾系保健不仅可以调便利水、纳气益精，而且可以强身壮骨、补脑增智，是预防新病久疾的手段，亦是促进生长发育的良法。

【基本手法】

1. 小儿俯卧，沿督脉及足太阳膀胱经背部的第一、二侧线做掌揉法，重在腰部两侧做多指拿揉法；重点命门、肺俞、脾俞、肾俞、身柱等穴。

2. 用双手拇指连续在棘突旁开五分处（华佗夹脊穴），从大椎至命门，做连续点压法；在腰骶部周围用掌搓至热。

3. 多指拿揉双侧大腿后侧，以足太阳膀胱经之经筋路线为主；重点涌泉，揉足心，搓足心，至皮肤发热为止。

4. 小儿仰卧，掌揉关元，再以双掌沿腹部两侧向上推至两胁部，反复施术7～9遍；点揉京门。

5. 沿腿外侧做拿揉法，点绝骨。

6. 多指拿揉双侧颞部及枕骨后缘；捻揉耳轮周围，双侧反复施术。

7. 小儿坐位，点大杼，沿两臂前侧做多指拿揉法，点劳宫；指揉小鱼际。

【加减手法】

1. 促进生长发育：小儿俯卧，以双手持小儿双足，略提起而抖动，每次施术5～7遍；再揉按脊柱，由下至上。

2. 预防遗尿、便溏等：以手掌搓腰骶部至皮肤发红、局部潮热；以手掌搓按关元、气海以及下腹部至局部发热。

【目的】

此法的主要作用部位是足太阳膀胱经循行路线，强刺激的亦多是足太阳膀胱经的穴位。因膀胱亦属肾系，与肾相表里，根据中医五脏六腑互为表里、脏者为阴、腑者为阳，脏病多虚、腑病多实的理论，强身壮骨重在激发阳气、通阳气运行的路径，故主要刺激与肾相表里之腑（膀胱）的经穴。其次，腰为肾之府，刺激腰骶部、小腹部都是直接作用于肾之局部，以

视频 4-3-5
儿童肾系保健法

温煦本脏。另外，抻提下肢可加大脊柱之间的空隙，促进局部血运循环，增加其营养，故而可达促进生长发育、壮体强身、补脑增智、利水调便之功效。

第四节 脊柱保健法

脊柱位于人体后背部,是连接颅脑与下肢的骨性结构,由一个个脊椎骨连接而成,保护着对人体生命调节起重要作用的神经通路——脊髓。因此,保证脊柱的正常生长,不仅在维持人体发育、形成健美体型方面有重要作用,而且对保证神经通路的畅通、传导,以及对大脑系统的正常发育也有深刻意义。

对于正值生长发育时期的儿童,重视对他们的脊柱保健非常重要。通过手法按摩可促进儿童脊柱的美观、正常发育,使其长大后体形挺拔俊美,并可预防脊柱畸形发育的病证,如脊柱侧弯、后凸、生理弯曲异常等。对个别儿童较轻的先天性发育异常的病症,如脊柱裂等,也可通过按摩使其局部软组织增生,以代偿先天的骨发育畸形,保护脊柱内组织,预防并发症的发生。

脊柱上的皮肤是督脉所经之地,其周围又是各脏腑俞穴所居之处,故对脊柱及其周围组织的按摩,可调整周身气血,促进整体功能的协调正常。

总之,对脊柱的保健,可望达到强身壮骨、促长增智、防畸保髓、调补周身之功效。

【基本手法】

1. 小儿仰卧位,医者双掌沿肋骨边缘做分推法,用掌根在胸骨柄随呼吸行按法(呼气时下按,吸气时自然放松),反复施术7~9遍。

2. 依上位,握小儿双手垂直向上提臂,双手同时用力做拔抻法,7~9遍后,再做单臂拔抻,要使一侧脊背离开床,两臂交替施术,亦做7~9遍。

3. 小儿俯卧位,在背部沿脊柱两侧做通身推法;双拇指在脊柱两侧行指压法,从颈至腰骶部,反复施术7~9遍。

4. 用掌根在棘突上由上至下行按法;双掌在脊柱两侧做揉法;右手按于腰骶部,左手相对用力向后上方斜扳右肩,使之轻轻颤动,再扳左肩,法同右;一手按腰骶部,一手扳前胸,使脊柱尽力向后伸展。每法施术3~5遍。

5. 双手同时在背部,由颈椎到骶椎做拿法。

6. 预防脊柱异常弯曲:医生立于小儿身后,双手从腋下向前胸交叉,适当用力向上提,反复施术7~9遍。此法既可预防脊柱侧弯,还可预防各种生理屈度异常。

视频 4-4-1
儿童脊柱保健法

第五节　四肢保健法

四肢包括上肢和下肢。上肢由双侧上臂、前臂、手以及肩、肘、腕等关节组成；下肢由双侧大腿、小腿、足以及髋、膝、踝等关节组成。四肢不仅有骨骼还有肌肉、肌腱、筋膜、软骨等。四肢的骨骼、关节可协调运动，关节灵活是人体生存、学习必不可少的部分。四肢的肌肉、筋、腱等亦可舒张收缩、张弛有度，不仅能维持必要的姿势，还能完成各种精细复杂的动作。另外，四肢各部分的活动也刺激大脑发育、接受外界感应、形成静脉回流、完成神经传导等。四肢多是长骨，长骨头又是造血的重要场所，因此，四肢的生长和血液的生成也有密切关系。

对于儿童应该注意其四肢的保健，使之健康生长、正常发育，这不仅对保持人体健美匀称的体魄、正确的姿势方面有重要意义，在维护人体神经、血液、运动等系统的正常功能方面也起着重要作用。

正常儿童四肢健康的标志是：正常发育，匀称协调，与身高适当，可维持各种正确姿势，能完成各年龄阶段的适当动作，上臂、下肢双侧对等，骨节适当、不突不肿、不短不长、平直伸展、屈曲回收、活动自如，做各种精细动作灵活准确，有序不乱。

儿童由于先天禀赋不足，或后天调养失当，或疾病所害，或外伤所及，都可造成四肢外观异常，或运动功能的障碍。这些虽不属病态，但却影响美观，影响成人后体形的健美匀称，影响各项高难运动项目的进行。因而，在儿童保健的范围内，维持四肢的健康、俊美是一个重要内容。早期注意适度调理可使儿童不仅有健康的体魄，而且有俊美的体形，为其以后各方面的发展奠定良好的基础。

常见的四肢畸形有不同程度的膝内翻、膝外翻、足内翻、足外翻、足下垂、扁平足、肘内翻等。总之，对四肢的保健能达到强筋疏络、壮骨充肌、通调血脉、协调运动等功效。

【上肢基本手法】

1. 小儿平卧，手臂平伸，医生以双掌平摩小儿手，由手向上臂推，再依次揉拿前臂及上臂内缘。

2. 揉捏各指关节，并做屈伸运动。

3. 捏拿腕关节，旋转手腕，同时点揉内关、外关穴。

4. 医生一手持小儿一手，另一手以儿手心之劳宫穴、手背之外劳宫穴为中心，搓揉至发热。

5. 医生握小儿一手，沿上臂前侧做大面积轻摩，然后用多指拿揉上臂外侧，重在桡骨小头周围按揉，重点曲池。

6. 医生一手将小儿一臂上提，由手腕掌侧向腋下行轻摩，再做屈肘，手腕内收，提上臂。

7. 揉冈上肌、冈下肌、斜方肌，轻压颈项，轻揉肩井、肩贞、肩髃，搓大陵附近肌区。

8. 轻拿双肩。

以上手法每次可做 5 ～ 9 遍。

【加减手法】

预防肩关节脱臼：在以上手法的基础上，用掌揉胸大肌外侧缘、肱二头肌、肱三头肌和三角肌周围；在点中府穴的基础上，持上臂反复做内旋或外旋 7 ～ 9 遍。

【下肢基本手法】

1. 小儿平卧，医生用双掌平推下肢前面，由腹股沟至足面。

2. 医生以一手拇指、食指同时按揉血海、梁丘，另一手掐解溪。

3. 医生用双手持小儿双足，令其腿屈曲、外展、伸直，再屈曲、外展、伸直；做 5 ～ 9 次后，令小儿腿于屈曲位；医生分别抻每一足趾，使趾关节伸直，可做 3 ～ 5 遍。

4. 小儿俯卧，医生从上至下分别拿揉臀大肌、腓肠肌等下肢后部各肌群。

5. 医生以一手点委中，另一手将小儿腿屈曲，做内旋、外旋、伸展动作各 3 ～ 5 遍。

6. 医生一手掐住昆仑与太溪，另一手依次捏各足趾，做内旋与外旋动作，以手掌搓足心至热。

7. 医生以手指顺序点按环跳、委中、承山、髀关、梁丘、血海、解溪、太冲等穴。

8. 持拿小儿双足做踢腿动作。

以上手法每次施术 5 ～ 9 遍。

【加减手法】

1. 预防扁平足：在以上手法的基础上，医生以一手拇指点涌泉穴，其余四指将足趾极力跖屈，叠压 10 ～ 20 遍。

2. 预防膝外翻：在以上诸法基础上，医生沿下肢内收肌群用拇指着力做连续压迫法。

3. 预防膝内翻：在以上诸法基础上，医生沿下肢外侧肌群用拇指着力做连续压迫法。

视频 4-5-1
儿童四肢保健法

附：营养平衡对儿童保健的意义

今天，许多年轻的家长，为了使孩子更加强壮，不惜一切代价做"健康投资"，盲目地为孩子进补，但是孩子有异于成人，有着特殊的生理、病理特点，各脏器的发育尚未成熟，功能也未臻完善，脾脏功能较薄弱。滥给孩子进补，反而会给孩子的身心健康带来危害。当儿童的确需要进补时首选的应该是从饮食入手，即均衡膳食。所谓均衡膳食是指膳食中所含的营养素种类齐全，数量充足，比例适当，膳食中所供给的营养素与机体的需要能保持平衡。均衡膳食是保证机体摄入所需营养的科学方法，是提高智能的有力措施。除了食补外，适量的矿物质、维生素及微量元素（如：卵磷脂、脑磷脂、脂肪酸、牛磺酸、叶酸、铁、锌、碘及 B、C、E 族维生素等）的补充也是必不可少的。

洪老从医多年，明确提出：家长们最关注的就是智力和身高的问题，自然而然就想到了补钙。

钙是维持人体健康所必需的元素之一，具有十分重要的生理功能。钙是人体中含量最多的无机元素，99％的钙存在于骨骼和牙齿中，另外 1％以游离或结合状态存在于软组织、细胞间隙和血液中。除成骨外，钙具有维持肌肉 – 神经的正常活动、促进酶的活性以及参与凝血过程等生理机能。中国营养学会建议儿童每日钙摄入量为：0 ～ 6 个月为 400mg，6 个月～ 2 岁为 600mg，3 ～ 9 岁为 800mg，10 ～ 12 岁为 1000mg，13 ～ 15 岁为 1200mg，16 岁～成年为 800mg。儿童补钙首先强调食补，提倡母乳喂养，按时添加辅食，不偏食。日常饮食要注意补充含钙多的食品：如牛奶、豆制品、蛋黄、虾皮、鸡肉、肝、花生等，因草酸影响钙吸收，应避免食用含草酸丰富的食物。

洪老认为：钙最好在饭后服，睡前也可服一次，可减少夜间骨钙的丢失。儿童最好在晚上七点左右补钙，这个时候是人体钙浓度较低的时段，口服钙剂有利于身体吸收。补钙最好的来源是奶制品，不足部分再补充钙剂。临床当中，应注意排查某些导致缺钙的疾病，并及时治疗。

附 录

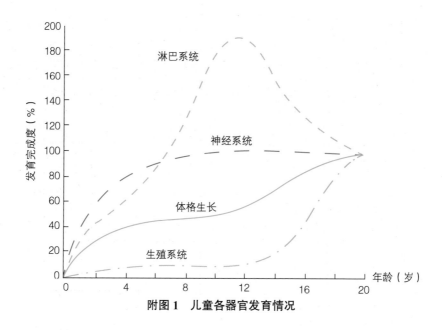

附图1 儿童各器官发育情况

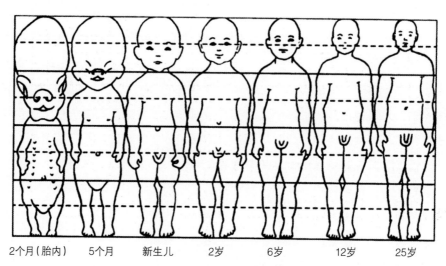

| 2个月（胎内） | 5个月 | 新生儿 | 2岁 | 6岁 | 12岁 | 25岁 |

附图2 头与身长的发育比例

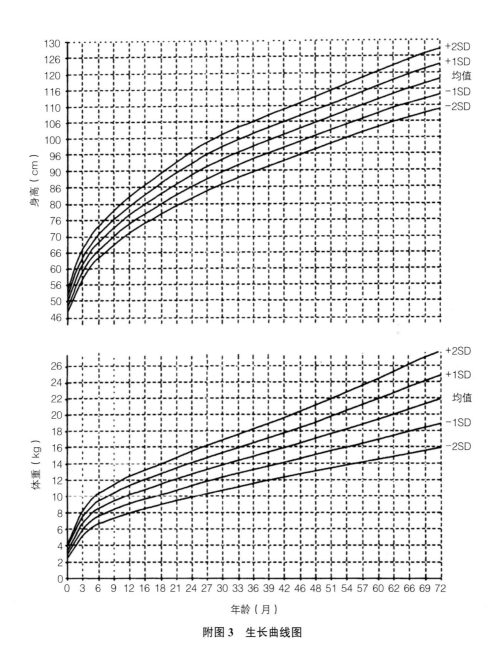

附图 3　生长曲线图

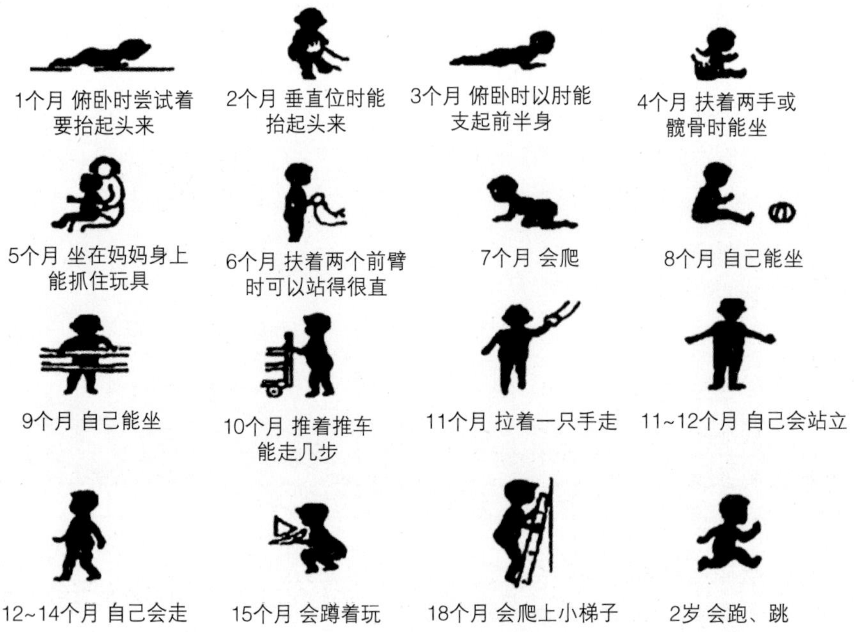

1个月 俯卧时尝试着要抬起头来

2个月 垂直位时能抬起头来

3个月 俯卧时以肘能支起前半身

4个月 扶着两手或髋骨时能坐

5个月 坐在妈妈身上能抓住玩具

6个月 扶着两个前臂时可以站得很直

7个月 会爬

8个月 自己能坐

9个月 自己能坐

10个月 推着推车能走几步

11个月 拉着一只手走

11~12个月 自己会站立

12~14个月 自己会走

15个月 会蹲着玩

18个月 会爬上小梯子

2岁 会跑、跳

附图 4 儿童期运动发育图

附表 1 儿童呼吸心率正常值范围

年龄	呼吸	脉搏	呼吸：脉搏
新生儿	40 ～ 45	120 ～ 140	1：3
＜ 1 岁	30 ～ 40	110 ～ 130	1：3 ～ 1：4
1 ～ 3 岁	25 ～ 30	100 ～ 120	1：3 ～ 1：5
4 ～ 7 岁	20 ～ 25	80 ～ 100	1：4
8 ～ 14 岁	18 ～ 20	70 ～ 90	1：4

附表 2 小儿神经系统发育进程

年龄	粗、细动作	语言	适应周围人物的能力与行为
新生儿	无规律、不协调动作；紧握拳	能哭叫	铃声使全身活动减少
2 个月	直立及俯卧位时能抬头	发出和谐的喉音	能微笑，有面部表情；眼随物转动
3 个月	仰卧位变为侧卧位；用手摸东西	咿呀发音	头可随看到的物品或听到的声音转动180°；注意自己的手

年龄	粗、细动作	语言	适应周围人物的能力与行为
4个月	扶着髋部时能坐；可在俯卧位时用两手支持抬起胸部；手能握持玩具	笑出声	抓面前物体；自己玩弄手，见食物表示喜悦；较有意识地哭和笑
5个月	扶腋下能站得直；两手各握一玩具	能喃喃地发出单词音节	伸手取物；能辨别人声；望镜中人笑
6个月	能独坐一会；用手摇玩具		能认识熟人和陌生人；自拉衣服；自握足玩
7个月	会翻身，自己独坐很久；将玩具从一手换入另一手	能发"爸爸""妈妈"等复音，但无意识	6～7月龄能听懂自己的名字
8个月	会爬；会自己坐起来、躺下去；会扶着栏杆站起来；会拍手	重复大人所发简单音节	注意观察大人的行动；开始认识物体；两手会传递玩具
9个月	试独站；会从抽屉中取出玩具		能懂几个较复杂的词句，如"再见"等；看见熟人会手伸出来要人抱；或与人合作游戏
10～11个月	能独站片刻；扶椅或推车能走几步；拇指、示指对指拿东西	开始用单词，一个单词表示很多意义	能模仿成人的动作；招手、"再见"；抱奶瓶自食，粗细动作、语言适应周围人物的能力与行为
12个月	独走；弯腰拾东西；会将圆圈套在木棍上	能叫出物品的名字，如灯、碗；指出自己的手、眼	对人和事物有喜憎之分；穿衣能合作，用杯喝水
15个月	走得好；能蹲着玩；能叠一块方木	能说出几个词和自己的名字	能表示同意、不同意
18个月	能爬台阶；有目标地扔皮球	能认识和指出身体各部分	会表示大小便；懂命令；会自己进食
2岁	能双脚跳；手的动作更准确；会用勺子吃饭	会说2～3个字构成的句子	能完成简单的动作，如拾起地上的物品；能表达喜、怒、怕、懂
3岁	能跑；会骑三轮车；会洗手、洗脸；脱、穿简单衣服	能说短歌谣，数几个数	能认识画上的东西；认识男、女；自称"我"；表现自尊心、同情心、害羞

年龄	粗、细动作	语言	适应周围人物的能力与行为
4岁	能爬梯子；会穿鞋	能唱歌	能画人像；初步思考问题；记忆力强、好发问
5岁	能单足跳；会系鞋带	开始识字	能分辨颜色；数10个数；知物品用途及性能
6～7岁	参加简单劳动，如扫地、擦桌子	能讲故事	开始写字；能数几十个数；可简单加减；喜独立自主

附表3 小儿疫苗接种时间表

疫苗种类		接种（月）年龄														
名称	缩写	出生时	1个月	2个月	3个月	4个月	5个月	6个月	8个月	9个月	18个月	2岁	3岁	4岁	5岁	6岁
乙肝疫苗	HepB	1	2					3								
卡介苗	BCG	1														
脊灰灭活疫苗	IPV			1												
脊灰减毒活疫苗	OPV				1	2								3		
百白破疫苗	DTap				1	2	3				4					
白破疫苗	DT															1
麻风疫苗	MR								1							
麻腮风疫苗	MMR										1					
乙脑减毒活疫苗 或乙脑灭活疫苗[1]	JE-L JE-1								1 1、2			2 3				4
A群流脑多糖疫苗	MPSV-A							1		2						

疫苗种类		接种（月）年龄														
名称	缩写	出生时	1个月	2个月	3个月	4个月	5个月	6个月	8个月	9个月	18个月	2岁	3岁	4岁	5岁	6岁
A群C群流脑多糖疫苗	MPSV-AC												1			2
甲肝减毒活疫苗或甲肝灭活疫苗[2]	HepA-L HepA-I										1 1	2				

注：

1. 选择乙脑减毒活疫苗接种时，采用两剂次接种程序。选择乙脑灭活疫苗接种时，采用四剂次接种程序；乙脑灭活疫苗第1、2剂间隔7～10天。

2. 选择甲肝减毒活疫苗接种时，采用一剂次接种程序。选择甲肝灭活疫苗接种时，采用两剂次接种程序。

附表4　常见维生素和矿物质来源

种类	作用	来源
维生素A	促进生长发育和维持上皮组织的完整性，为形成视紫质所必需的成分，与铁代谢、免疫功能有关	肝、牛乳、奶油、鱼肝油；有色蔬菜和水果。动物来源占一半以上
维生素B_1（硫胺素）	是构成脱羧辅酶的主要成分，为糖类代谢所必需，维持神经、心肌的活动功能，调节胃肠蠕动，促进生长发育	米糠、麦麸、葵花籽仁、花生、大豆、瘦猪肉含量丰富；其次为谷类；鱼、菜和水果含量少；肠内细菌和酵母可合成一部分
维生素B_2（核黄素）	为辅黄酶主要成分，参与体内氧化过程	乳类、蛋、肉、内脏、谷类、蔬菜
维生素PP（烟酸、尼克酸）	是辅酶Ⅰ及Ⅱ的组成成分，为体内氧化过程所必需；维持皮肤、黏膜和神经的健康，防止癞皮病，促进消化系统的功能	肝、肾、瘦肉、鱼及坚果含量丰富，谷类
维生素B_6	为转氨酶和氨基酸脱羧酶的组成成分，参与神经、氨基酸及脂肪代谢	各种食物中，亦由肠内细菌合成一部分

种类	作用	来源
维生素 B_{12}	参与核酸的合成、促进四氢叶酸的形成等，促进细胞及细胞核的成熟，对生血和神经组织的代谢有重要作用	动物性食物
叶酸	叶酸的活性形式四氢叶酸是体内转移"一碳基团"的辅酶，参与核苷酸的合成，特别是胸腺嘧啶核苷酸的合成，有生血作用；胎儿期缺乏引起神经管畸形	绿叶蔬菜、水果、肝、肾、鸡蛋、豆类、酵母含量丰富
维生素 C	参与人体的羟化和还原过程，对胶原蛋白、细胞间黏合质、神经递质（如去甲肾上腺素等）的合成，类固醇的羟化，氨基酸代谢，抗体及红细胞的生成等均有重要作用	各种水果及新鲜蔬菜
维生素 D	调节钙磷代谢，促进肠道对钙的吸收，维持血液钙浓度，有利骨骼矿化	人皮肤日光合成，鱼肝油、肝、蛋黄
维生素 K	由肝脏利用、合成凝血酶原	肝、蛋、豆类、青菜；肠内细菌可合成部分
钙	凝血因子，能降低神经、肌肉的兴奋性，是构成骨骼、牙齿的主要成分	乳类、豆类主要来源，某些绿色蔬菜
磷	是骨骼、牙齿、细胞核蛋白、各种酶的主要成分，协助糖、脂肪和蛋白质代谢，参与缓冲系统，维持酸碱平衡	乳类、肉类、豆类和五谷类
铁	血红蛋白、肌红蛋白、细胞色素和其他酶系统的主要成分，帮助氧的运输	肝、血、豆类、肉类、绿色蔬菜，动物来源吸收好
锌	为多种酶的成分	贝类海产品、红色肉类、内脏、干果类、谷类芽胚、麦麸、豆、酵母等富含锌
镁	构成骨骼和牙齿成分，激活糖代谢酶，与肌肉神经兴奋行为有关，为细胞内阳离子，参与细胞代谢过程	谷类、豆类、干果、肉、乳类
碘	为甲状腺素主要成分	海产品含量丰富，蛋和奶含量稍高，植物含量低